Jürgen Westphal

Kuren nach Felke
mit den Elementen der Natur

Jürgen Westphal

Kuren nach Felke
mit den Elementen der Natur

Die Licht-, Luft- und Lehmtherapie

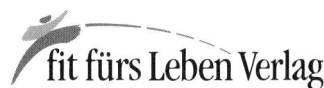

fit fürs Leben Verlag

Die Studien und Erkenntnisse über die Anwendungen
in diesem Buch wurden sorgfältig recherchiert und nach
bestem Wissen und Gewissen wiedergegeben.
Alle Informationen ersetzen aber in keinem Fall ärztlichen
Rat und ärztliche Hilfe. Bei erkennbaren Krankheiten ist in
jedem Fall ein Arzt aufzusuchen. Der Verlag und der Autor
übernehmen keinerlei Haftung für Schäden, die sich
durch Anwendung der dargestellten Behandlungsmethoden
ergeben und übernehmen auch keinerlei
Verantwortung für medizinische Forderungen.

Jürgen Westphal
Kuren nach Felke mit den Elementen der Natur
Die Licht-, Luft- und Lehmtherapie

1. Auflage 1999

Titel: Peter Jaruschewski
Gestaltung: Martina Wessels
Lektorat: Britta Kurtz
Druck: Druckservice Wümme
Fotos: Felke-Kurhaus Menschel, Bad Sobernheim

Dieses Buch wurde auf chlorfrei gebleichtem
Papier gedruckt.

ISBN 3-89526-029-0
Printed in Germany

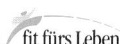

Inhaltsverzeichnis

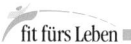

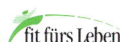
Vorwort

Pastor *Emanuel Felke* ist einer der großen Pioniere der ganzheitlichen Behandlungsweise unseres Jahrhunderts. Seine Therapie des Zusammenwirkens von Licht, Luft, Wasser und Lehm führte zu Heilerfolgen, die heute noch auch von der Schulmedizin bewundert werden.

Jürgen Westphal informiert in seinem Buch nicht nur umfassend über das Werk des »Lehmpastors« *Emanuel Felke,* sondern beschreibt, wie und bei welchen Erkrankungen die Licht-, Luft-, Wasser- und Lehmtherapie angewendet werden kann.

Über seinen Beruf als Seelsorger kam *Felke* zu der Erkenntnis, daß nur ein ganzheitliches Denken und das Zusammenwirken geistiger Ordnung und naturgesetzlicher Bindung die Heilung von Krankheit und Leiden ermöglicht. Der Mensch ist Natur, und er lebt von und durch die Natur. Sich einzufügen in die ihn umgebende Ordnung der Naturgesetze führt zu Heilung und Wohlbefinden.

Der Mensch ist Natur, und er lebt von und durch die Natur

Felke fügte verschiedene Elemente der Pflanzenheilkunde, der Homöopathie sowie einfache Methoden aus der Naturheilkunde zu seiner Felke-Therapie neu zusammen. Die heilende Wirkung des Lichts, der Luft und des Regens auf der Haut, das anregende Sitzreibebad und die innerliche und äußerliche Anwendung des Lehms bewirken eine Entgiftung und Entschlackung des Körpers. Eine ausgewogene, vollwertige Ernährung, innerliche Neubesinnung und Heilfasten in besonderen Fällen runden die Felke-Therapie ab.

Auch an der Schwelle zum nächsten Jahrtausend stellt die inzwischen 100 Jahre alte Felke-Therapie eine aktuelle

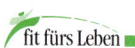
und wirksame Heilmethode dar, zumal die von *Felke* beobachteten Heilwirkungen heute wissenschaftlich bestätigt sind.

Mit Licht, Luft, Wasser und Lehm die Gesundheit erhalten

Dem vorliegenden Buch wünsche ich viele Leser, die Heilung und Wohlbefinden suchen, und die lernen, mit Licht, Luft, Wasser und Lehm auf natürlichem Wege Gesundheit zu erlangen und zu erhalten.

Dr. med. Wolfgang Grüger
Facharzt für Allgemeinmedizin und Naturheilverfahren

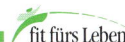
I. So entstand die Felke-Kur

Ein historischer Rückblick

Pastor *Emanuel Felke* (1856–1926) war ein Naturheiler von außergewöhnlicher Persönlichkeit und Ausstrahlung. Aufgrund seiner ganzheitlichen Diagnostik und Therapie akuter und chronischer Erkrankungen kann er in die Reihe bedeutender Männer der Volksheilkunde wie *Prießnitz*, *Rikli*, *Kuhne*, *Kneipp* und *Just* eingeordnet werden (siehe Anhang: Pioniere der Naturheilkunde).

Er wurde als Sohn eines Seminarleiters in Kläden bei Stendal in der Altmark geboren und studierte in Berlin Theologie. Neben den theologischen Vorlesungen besuchte er mit Vorliebe auch medizinische Seminare, um, wie er sagte, später einmal seinen Pfarrkindern nicht nur in seelischer Not, sondern auch bei körperlichen Problemen beistehen zu können. Sein Interesse an der Heilkunst war schon früh geweckt worden, da in der Familie Krankheitsfälle mit Kräutertees, homöopathischen Mitteln und einfachen Naturheilmitteln der Hausapotheke behandelt wurden. Nach Abschluß seines Studiums betreute Pastor *Felke* verschiedene Pfarrstellen und war als Kanzelredner und Seelsorger von seinen Gemeinden sehr geschätzt und geehrt.

In Cronenberg erwarb sich *Felke* 1894 erstmals einen Ruf als Krankenbehandler. Anläßlich einer schweren Diphterieepidemie hatte er den erkrankten Kindern seiner Gemeinde das homöopathische Mittel *Mercurius cyanatus* gegeben, wodurch keines der Kinder an Diphterie starb. Daraufhin wurde *Felke* von Kranken seiner Gemeinde und zunehmend auch aus der weiteren Umgebung um ärztlichen Rat gebeten, und er konnte in seiner großen

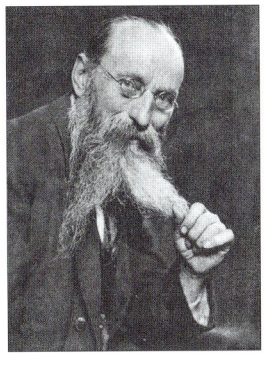

Emanuel Felke

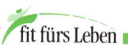
Hilfsbereitschaft niemanden abweisen. Als der Zulauf von Patienten zu groß wurde, ließ sich *Felke* nach Repelen am Niederrhein versetzen, um wieder ungestört als Pfarrer wirken zu können. Doch schon bald belagerten die Kranken auch hier das Pfarrhaus. Sein Ruf als außergewöhnlicher Diagnostiker und Therapeut war ihm gefolgt. Dies veranlaßte ihn schließlich 1912, sein Pfarramt zugunsten der freiberuflichen, damals wenig geachteten Tätigkeit eines Naturheilkundigen aufzugeben.

Noch während seiner Amtszeit hatte *Felke* im Jahre 1898 mit Hilfe der Repeler Bauern und Bürger den ersten *Felke*-Jungborn nach dem Vorbild des *Justschen* »Jungborn« im Harz begründet. In eingezäunten Luftbadeparks wurde nackt nach Geschlechtern getrennt in Licht, Luft, Wasser und Lehm »gebadet« und zweimal täglich Gymnastik gemacht, die *Felke* bei den Männern morgens persönlich leitete. Diese Betätigungen wurden für skandalös gehalten und hatten in der lokalen Presse empörte und vernichtende Kommentare zur Folge. Zweimal wurde der Jungborn vorübergehend wegen »Gefährdung der Sittlichkeit« bzw. »groben Unfugs« geschlossen. Dennoch wurde der Repeler Jungborn trotz aller Einfachheit und Improvisation in kurzer Zeit zu einem berühmten »Kur-Zentrum« mit zahlreichen Gästen aus dem In- und Ausland.

In Licht und Luft für die Gesundheit baden

Als »Lehmpastor« war *Felke* inzwischen im Rheinland und darüber hinaus im Ausland berühmt geworden. Wegen seiner eigenwilligen Heilmethoden und vor allem wegen der Irisdiagnose stand er vierzehn Mal vor Gericht. In allen Fällen wurde er freigesprochen. Sein legendärer Ruf war noch größer geworden, da viele der von ihm geheilten Pa-

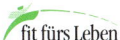
tienten vor Gericht für ihn ausgesagt und seine Heilerfolge sich weit herumgesprochen hatten.

Auf Bitten seines geheilten Patienten *Andreas Dhonau* siedelte *Felke* 1916 nach Sobernheim über. Das kleine Städtchen Sobernheim an der Nahe wurde durch die Anwesenheit Pastor *Felkes* weithin bekannt. Die vielen Patienten, die anreisten, um hier eine Felke-Kur zu machen oder in der Sprechstunde *Felkes* Rat zu suchen, konnten in den Hotels, Privatunterkünften und in den bereits gebauten Kurhäusern kaum untergebracht werden. Es wurden neue Kurhäuser und Badeanlagen geschaffen.

Viele Patienten schliefen in Holzlauben auf Strohsäcken, da *Felke* es für gesund hielt, und folgten begeistert den Anweisungen des Lehmpastors, der energisch, aber mit viel Güte und Heiterkeit die Kuren überwachte.

Ein heiterer und menschlicher Ton herrschte auch in den einfachen Räumen des Hotels Cäsar, wo *Felke* seine Sprechstunde abhielt. Die Patienten warteten in der Gaststube und wurden von der Wirtin eingeteilt. Den enormen Andrang konnte *Felke* nur bewältigen, indem er jeweils vier Patienten gleichzeitig aufrief. Nebeneinander sitzend wurden sie von Pastor *Felke* mit einer Lupe irisdiagnostisch untersucht und befragt. Spontan konnte er ihnen ihre Krankheiten und deren Ursachen nennen.

Emanuel Felke besaß eine außergewöhnliche, von gütiger Menschlichkeit geprägte Persönlichkeit mit liberaler Lebensauffassung, und er war fest im Glauben. Er verkörperte für die Menschen das Ideal des Priesters und Arztes. Dabei waren ihm alle standesgemäßen Privilegien un-

Spontan konnte er die Krankheiten und deren Ursachen nennen

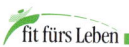
wichtig, er duzte jeden und sah den kranken Menschen in seiner Ganzheit, in seiner körperlichen und seelischen Not. Seine Verordnungen – diverse homöopathische Komplexmittel, die er selbst zusammenstellte, Kräutertees, häusliche Anwendungen sowie Verhaltensregeln diktierte er seiner Helferin auf das Rezept.

Manchmal bezahlte Felke die von ihm verordnete Medizin selbst

Viele seiner Patienten behandelte *Felke* unentgeltlich, Geistliche und Ordensangehörige aller Konfessionen, Lehrer, freischaffende Künstler, Sobernheimer Einwohner und vor allem arme Patienten. In manchen Fällen bezahlte er die verordnete Medizin selbst. Schätzungsweise eine halbe Million Menschen suchten bei ihm Heilung.

Als er am 16. August 1926 völlig mittellos starb, bereitete die Stadt Sobernheim ihrem Ehrenbürger ein fürstliches Begräbnis. Über der Gruft auf dem Sobernheimer Friedhof steht als Ehrenmal ein mächtiger Findling aus dem nahen Soonwald, geschmückt mit der Plakette *Felkes* und der Inschrift seines Wahlspruchs: *»Obgleich, dennoch, denn so steht's geschrieben.«*

Dr. med. Thea Menschel

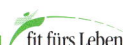
2. Die Elemente der Felke-Kur

Emanuel Felke entwickelte sein ganzheitliches Heilverfahren mit den Elementen Licht, Luft, Wasser und Lehm. Zudem fügte er die körperliche Bewegung, die vegetarische Vollwertkost und in besonderen Fällen das Fasten in die Therapie ein. Die Anwendungen und die Wirkweise der Felke-Therapie werden in den folgenden Kapiteln vorgestellt. Doch ehe Sie die wohlig entspannende Wirkung eines Lehmbades, das prickelnde Gefühl sanften Windes auf der nackten Haut oder die stimulierenden Reize quellfrischen Wassers am Körper kennenlernen, möchte ich Sie mit den Grundlagen der »felkeanischen« Heilweise vertraut machen.

Leben im Rhythmus mit der Natur

Alle Lebensprozesse unterliegen eigenen biologischen Rhythmen. Der sichtbare Lebensrhythmus der Natur zeigt sich u.a. im regelmäßigen Wechsel der Tageszeiten, in Ebbe und Flut, im ständigen Werden und Vergehen. Auch die menschlichen Lebensrhythmen stehen im Einklang mit den kosmischen Gesetzen. Atmung und Herzschlag z.B. sind dynamische Prozesse, die exakt auf die Bedürfnisse des Körpers abgestimmt sind. Auch Wachstum, Reifung, Fruchtbarkeit und Altern unterliegen einem rhythmischen Verlauf. Viele Lebensvorgänge vollziehen sich in eigenen rhythmischen Schwingungen mit Perioden, die von Sekunden bis zu Jahrzehnten reichen können.

Die menschlichen Lebensrhythmen stehen im Einklang mit den kosmischen Gesetzen

Von der Chronobiologie (griech. chronos – die Zeit), der Lehre von den zeitlichen Rhythmen, wissen wir, daß Körperfunktionen wie Temperatur, Hormonausschüttung, Schlaf-Wach-Rhythmus und viele weitere biologische Abläufe einer von außen gesteuerten Tagesrhythmik unter-

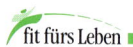
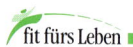

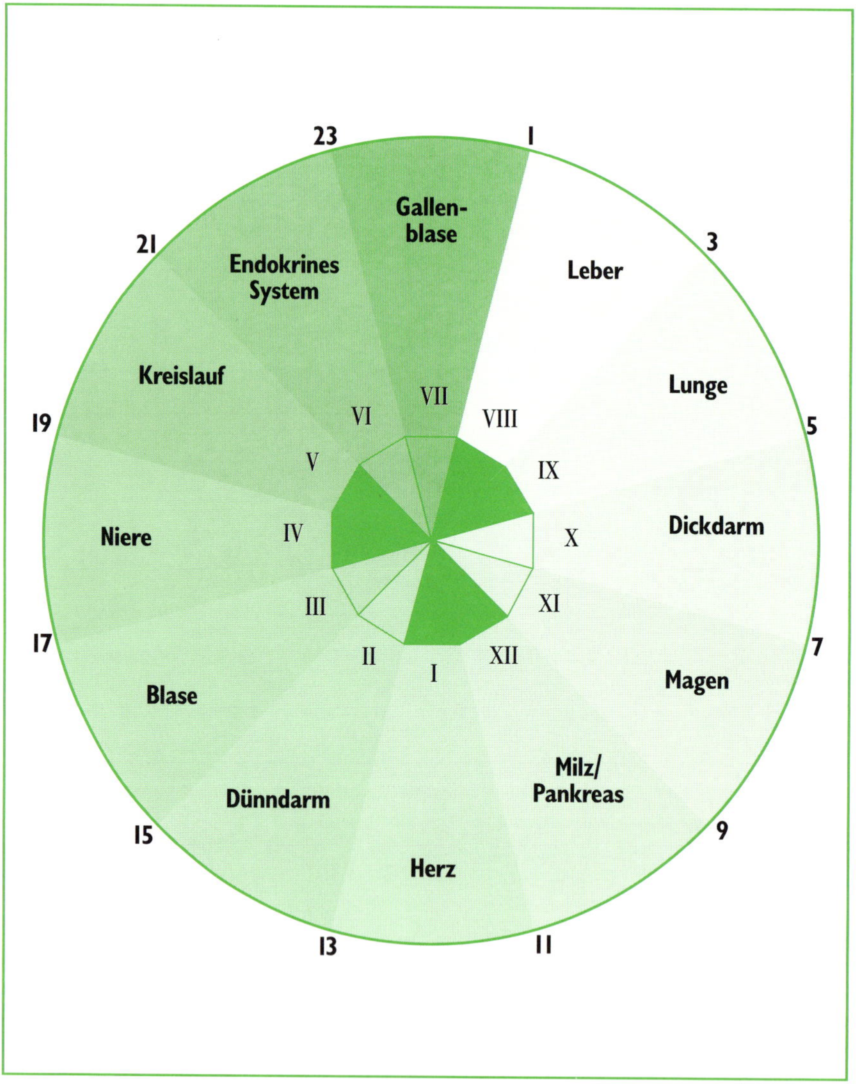

**Die Maximalzeituhr innerhalb des 24-Stundensystems
des Umlaufs der Energie**

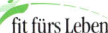
liegen. Auch die körperliche und geistige Leistungsfähigkeit ist Tagesschwankungen unterworfen.

Schon die Organuhr der klassischen Akupunkturlehre beschreibt den »zirkadianen Rhythmus« des Energieflusses, bei dem Energiefülle und Energieleere einmal in 24 Stunden alle zwölf Meridiane des Körpers durchlaufen. Ein Leben gegen die naturgegebenen Impulsgeber oder die natürlichen Bedürfnisse des Organismus wird daher unweigerlich früher oder später zu vegetativen und körperlichen Befindlichkeitsstörungen führen. Übermäßige Aktivität und Überforderung führen zu Erschöpfung, aber auch eine dauerhafte Untätigkeit erweist sich langfristig als ungesund. Schlaf- und Konzentrationsstörungen, Stimmungsschwankungen, Angstzustände, Herz-Rhythmus-Störungen und Leistungsminderungen können einige der Folgen sein.

Die Elemente der Natur: Licht, Luft, Wasser und Erde

Licht schenkt Leben

Mit einer Oberflächentemperatur von etwa 5.800 Grad Calvin strahlt die Sonne Licht und Wärme ins All. Obwohl nur ein verschwindend kleiner Teil davon die Erde erreicht, wäre ein Leben auf der Erde ohne dieses Licht nicht denkbar. Beim Licht handelt es sich physikalisch gesehen um elektromagnetische Wellen, deren Energie in Schwingungsfrequenzen gemessen wird.

Die Schwingungen des Lichts wirken harmonisierend

Bei der Musik wird deutlich, wie sich Schwingungen auf den Menschen auswirken können. Sind sie harmonisch,

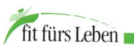
tragen sie zu seinem Wohlbefinden bei. Auch ein Gemälde oder eine malerische Landschaft wirken anregend oder beruhigend auf uns, weil die Harmonie der Farben durch die übereinstimmenden Frequenzen ihrer Lichtwellen bestimmt wird und Formen und Tiefe durch das Wechselspiel von Licht, Schatten und Farbe entstehen.

Wir sind also in hohem Maße Lichtwesen. Jede einzelne Körperzelle empfängt Licht und strahlt Licht ab. Eine Kommunikation der Zellen untereinander wäre ohne Licht nicht möglich. Viele Forschungen haben ergeben, daß nicht nur die Augen und Ohren Antennen für Schwingungen von Tönen und Licht sind. Auch die Haut und der Tastsinn sind Antennen – allerdings für andere physikalische Signale. Die Nervenzellen der Haut sind »Relais-Stationen«, die wie ein Resonanzboden wirken und die empfangenen Informationen zu den inneren Schaltzentren des Organismus weiterleiten.

Lichtentzug führt zu Stimmungstiefs

Bereits in der Antike kannten die Menschen die Kraft und die gesunderhaltende Wirkung des Lichtes. Im Sonnenkult und in vielen Religionen verehrten sie die Sonne als Gottheit. Auch für Goethe war das Licht göttlich. Was liegt da näher als das Licht als Lebenselixier zu nutzen?

90 Prozent unserer Zeit verbringen wir heute in geschlossenen Räumen bei mangelhafter künstlicher Beleuchtung. Lichtentzug führt zu Stimmungstiefs bis hin zu Depressionen, Mangelerscheinungen und körperlichen Erkrankungen. Wie gut fühlen wir uns dagegen, wenn wir uns an einem hellen, klaren Tag dem breiten Spektrum des Sonnenlichtes aussetzen! Das energiespendende Sonnenlicht steuert unseren Tag- und Nachtrhythmus, reguliert die

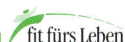
Funktion von Hormonen und Enzymen, fördert unser Wohlbefinden und ist für viele vegetative Funktionen im Körper verantwortlich.[1]

Luft – Die sanfte verbindende Kraft

Luft stellt den natürlichen Lebensreiz für Haut und Lunge dar. Vom ersten Schrei des Neugeborenen bis zum letzten Atemholen sind unsere Lebensfunktionen vom ständig vorhandenen Sauerstoff abhängig. Ein Mangel führt zu Mißstimmungen, Müdigkeit, Leistungsabfall bis hin zu Durchblutungsstörungen und vorzeitigen Alterungsprozessen.

Die große Bedeutung sauberer und gesunder Luft wurde bereits von den Naturheilern des beginnenden Industriezeitalters erkannt und therapeutisch genutzt. Der Schweizer Heilkundige *Rikli* wurde zum Begründer einer Therapie, die Licht und Luft, Sonnenbaden, den Aufenthalt in unbekleidetem Zustand im Freien und das Schlafen in sogenannten Lufthütten empfahl.

Die Luft ist unser natürlicher Lebensreiz

Das Luftbad ist ein mildes und ausgezeichnetes Mittel zur Abwehrsteigerung gegen Erkältungskrankheiten sowie ebenso zur Beruhigung unseres Nervensystems. Der wechselnde Einfluß von Sonne, Wind und Regen durch photochemische und thermische Reize sowie die elektromagnetische Abstrahlung des Erdbodens trainieren die Fähigkeiten

---

[1] *Über die positiven Wirkungen von Licht auf Gesundheit und Wohlbefinden gibt es interessante weiterführende Literatur: Dr. Zane Kime, »Sonnenlicht und Gesundheit«; Elke Brandmayer, Dr. Bodo Köhler, »Licht schenkt Leben. Lebensenergie und Gesundheit durch richtiges Licht«*

des Körpers zur Wärmeregulation. Ausscheidungen und Ausdünstungen werden durch die Luft optimal gefördert.

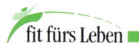

Wasser – Lebenselixier und Heilmittel

Alle Lebensfunktionen sind direkt oder indirekt an das Wasser gebunden. Ohne Wasser wäre kein Leben auf der Erde möglich. Auch der Mensch besteht zu zwei Dritteln aus diesem Element. Als Lebenselixier, als Transportmittel für Nährstoffe, umspült es jede Körperzelle. Außerdem dient es als Lösungsmittel für Stoffwechselprodukte und Giftstoffe. Daher ist Wasser für unser Leben von besonderer Bedeutung.

Ohne Wasser ist kein Leben möglich

Als Heilmittel spielt Wasser in unterschiedlichen Formen eine wichtige Rolle. Wasser eignet sich als Reiztherapeutikum vom »Taulaufen« über das Wassertreten, Wechselduschen, Wechselbäder und Sitzreibebäder bis hin zur Trinkkur, da es belebend und erfrischend wirkt.[2]

»Heil«Erde – Ur-Energie der Natur

Die Erde ist unsere Mutter. Wir sind ein Teil von ihr. Die Erde ernährt und heilt uns. Schon im Altertum schätzte man Erde als wertvolles Heilmittel. Über die Jahrhunderte und in allen Erdteilen finden sich Zeugnisse über die vielfältige Verwendung von Heilerden. Überliefert sind die Konturen einer großen Anzahl altertümlicher Wappen, mit denen vor allem in Italien und Deutschland »Siegelerden« oder »Terra Sigillata« geprägt wurden. Das waren Heilerden, denen man be-

[2] *Dr. Paul und Patricia Bragg, »Wasser, das größte Gesundheitsgeheimnis«; Dr. Herbert Shelton, »Reines Wasser für die Gesundheit«*

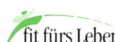
stimmte Heilwirkungen beimaß. Sie wurden in Formen gepreßt und mit einem Siegelabdruck versehen.

Durch die aufstrebende naturwissenschaftliche Medizin geriet die Heilerde leider zunehmend in Vergessenheit. Sie wurde erst durch den Medizinalrat *Julius Stumpf,* der über die erfolgreiche Behandlung mit »Bolus Alba« bei der asiatischen Cholera und bei bakteriellen Erkrankungen berichtete und Naturheilern wie *Kneipp, Just* und *Felke* zu Beginn des 20. Jahrhunderts wiederentdeckt.

Der Buchhändler *Adolf Just* gründete um die Jahrhundertwende eine Kur- und Erholungsstätte, die er »Jungborn« nannte. Er erzielte u.a. mit trockenen Erdbädern aus dem naturreinen Löß seiner Harzer Heimat, die noch heute als »Luvos Heilerde« bekannt ist, erstaunliche Heilerfolge und inspirierte Pastor *Felke* zur Entwicklung seiner Therapie nach den Elementen der Natur. *Emanuel Felke* nutzte nicht nur die Heilwirkung des Lehms, sondern auch die von Licht, Luft und Wasser in genialer Weise. Dabei war *Felke* weniger der Erfinder von neuen Heilmethoden als vielmehr ein Sammler, der die Ideen und Erfahrungen anderer Naturheilkundiger seiner Zeit wie *Kneipp, Just, Rikli, Bircher-Benner* und *Prießnitz* zu einem ganzheitlichen Heilsystem zusammenfügte.

Erde besitzt ein hohes Aufnahmevermögen für Schadstoffe

Auch heute noch verwenden wir in der Naturheilkunde Erde als Heilmittel. Eine Erklärung für ihre Heilkraft liegt in ihrem intensiven Aufsauge- und Aufnahmevermögen für Gift- und Schadstoffe, deren Wirkungen in den nächsten Kapiteln ausführlich begründet werden. Statt der erwähnten Erde werden wir uns jedoch mit Lehm befassen, genauer gesagt mit dem rötlichen Lehm der Nahe-Region.

19

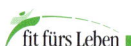
Gesundheit und Vitalität

Gesundheit und Vitalität bis ins hohe Alter zu erhalten, ist kein Privileg von Naturvölkern. Es ist abhängig von der Harmonie zwischen Körper, Geist und Seele, dem natürlichen Wechsel zwischen Spannung und Entspannung, Ruhe und Bewegung, Arbeit und Freizeit und einem vernünftigen Umgang mit Licht und Luft sowie von der Fähigkeit unseres Körpers, auf Reize angemessen zu reagieren.

Die Leistungsfähigkeit wird durch Verschleiß immer stärker eingeschränkt

»Biologisch ist der Mensch in der Lage, 120 Jahre alt zu werden«, behauptet die Wissenschaft. Tatsächlich verfügt unser Körper aber nur bis ca. zum 40. Lebensjahr über die volle Leistungsfähigkeit. Mit zunehmendem Alter wird sie durch den Verschleiß immer mehr eingeschränkt. Die Lebenserwartung steigt zwar weiterhin, die Menschen sind aber nicht gesünder. Ihr Körpergewicht nimmt zu, sie leiden stärker unter Nervosität, sind anfälliger für Erkrankungen, fühlen sich gehetzt und sind zunehmend müde und erschöpft. Trotz steigenden Wohlstands nimmt die Zahl der chronischen Krankheiten zu. Viele Menschen leiden im Durchschnitt 20–25 Jahre lang an einer Zivilisationskrankheit, die zu 70 bis 80 Prozent durch einen falschen Lebensstil verursacht wurde.

Allergien, psychische und psychosoziale Störungen, Depressionen, Suchtkrankheiten, Störungen des Bewegungsapparates und Herz-Kreislauf-Erkrankungen nehmen rapide zu. Ein Drittel aller Schulanfänger ist übergewichtig, 80 Prozent von ihnen werden zu übergewichtigen Erwachsenen. Eß- und Gewichtsprobleme sind fast ein Merkmal der modernen Gesellschaft geworden. Acht von zehn Schulkindern haben Karies. Bei einer Vielzahl von Ju-

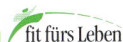

gendlichen bestehen bereits massive Haltungsschäden. 11.000 Menschen erkranken jährlich in Deutschland an Osteoporose. Schätzungsweise zehn Millionen leiden an Arthrosen und Arthritis. Durch die gestiegene Lebenserwartung wird die Rate bei Krebsleiden und Diabetes mellitus weiter steigen.

Ein Drittel aller Schulanfänger ist übergewichtig

Wegen der teilweise nur geringen Heilerfolge der kurativen Medizin, besonders bei den chronisch degenerativen Erkrankungen, steht das Mißverhältnis zwischen Aufwand und Effekt im Kreuzfeuer der Kritik. Unser Gesundheitssystem ist an die Grenze seiner Belastbarkeit gekommen, und viele medizinische Diagnose- und Therapieverfahren sind nicht mehr bezahlbar. Deshalb müssen wir umdenken und uns statt um die ausschließliche Krankenversorgung (kurative Medizin) mehr um die Vorbeugung und Vermeidung von Krankheiten (Prävention) kümmern.

Der Mensch als Einheit

Die hippokratische Medizin des Altertums sah den Menschen in einer Einheit mit der Natur. Nicht der Arzt, sondern die Heilkräfte des Körpers und der Natur bewirkten die Heilung. Wichtigste Mittel waren in der hippokratischen Medizin die Diätetik und die Regelung der Lebensführung. Erst danach kamen die Pharmakotherapie und die Chirurgie zur Anwendung. Nicht eine Krankheit oder ein Organ, sondern der kranke Mensch stand im Mittelpunkt der Betrachtung. Der Begriff »Diaita« umfaßte dabei nicht nur eine bestimmte Ernährungsweise, sondern schloß die gesamte Lebensführung mit ein.

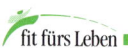
Der kranke Mensch steht im Mittelpunkt der Betrachtung

Ganzheitliche Behandlungskonzepte (»Ordnungstherapien«, siehe Kapitel 4) sehen seit der Entwicklung der hippokratischen Medizin in jeder Krankheit die Entgleisung eines sich selbst regulierenden Systems. Ein Organismus ist weitgehend in der Lage, sich selbst wieder zu regenerieren. Eine wesentliche Voraussetzung für die Gesundheit liegt in der Aktivierung der Selbstheilungskräfte. Der »innere Arzt« versteht es, Krankheiten zu überwinden und den Organismus gesund zu erhalten. Es kommt darauf an, ihn dabei möglichst wirkungsvoll zu unterstützen.

Über viele Generationen haben sich durch körperliche, seelische und geistige Erfahrungen Prinzipien herausgebildet, die zu Gesundheit und Heilung führen können. Die auf diesen Prinzipien beruhenden Ordnungstherapien können helfen, die gestörten Körperfunktionen wieder an die Gegebenheiten der Natur anzugleichen. Diese Vorstellungen, die mehr als 2000 Jahre ihre Gültigkeit behielten, wurden allerdings durch die Erkenntnisse der Naturwissenschaften im 19. Jahrhundert von einem mechanistischen Körper- und Krankheitskonzept abgelöst, in dem der Kranke ohne seine psychischen und sozialen Bezüge betrachtet wird. Krankheiten werden seitdem schulmedizinisch durch gezieltes Eingreifen des Arztes geheilt bzw. »repariert«. Die Tatsache, daß Gesundheit und Krankheit entscheidend von unseren Lebensbedingungen abhängen, wird heutzutage weitgehend ignoriert. Die Medizin spezialisiert sich auf immer mehr medizinische Teilbereiche und verliert dabei den Menschen als Einheit zunehmend aus den Augen.

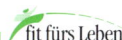
3. Heilen mit Wasser und Lehm

Abwehrsteigerung durch das Felke-Sitzreibebad

Sebastian Kneipp pries bereits in seinem 1888 erschienenen Buch »Meine Wasserkur« das Sitzbad in kaltem Wasser. Für ihn war es ein hervorragendes Stärkungs- und Abhärtungsmittel, und er beschreibt erstaunliche Heilerfolge bei verschiedenen Unterleibsbeschwerden. Nach seiner Erfahrung beugen kalte Sitzbäder Erkältungen vor und stärken die Widerstandskraft gegen die Einflüsse der Witterung. Der direkte morgendliche Übergang vom warmen Bett ins kalte Sitzbad war für ihn eine Selbstverständlichkeit.

Auch etwa 100 Jahre später bestätigen aktuelle medizinische Werke über die Hydro-Therapie im wesentlichen das, was *Sebastian Kneipp, Emanuel Felke, Vinzenz Prießnitz* und andere Naturheilkundige ihrer Zeit bereits herausgefunden hatten. Hervorgehoben wird der abhärtende Effekt des Kaltreizes, durch den der Körper trainiert wird, auf Temperaturschwankungen angemessen zu reagieren. Die Liste der Beschwerden, bei denen solche Bäder zu empfehlen sind, reicht von Menstruationsstörungen und Hämorrhoiden bis zu Blasenschwäche und Rückenschmerzen.

Der Kaltreiz trainiert den Körper

Das Felke-Sitzreibebad wird morgens vor der Gymnastik gemeinsam innerhalb der für Frauen und Männer getrennten Luftbadeparks in Original-Felkewannen genommen. Es hat eine nerven- und kreislaufstärkende Wirkung und gibt heilsame Impulse für den ganzen Tag. Seit den Tagen Pastor *Felkes* wird dieses Bad in seiner ursprünglichen Form von Mai bis Oktober in den Luftbadeparks

23

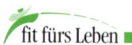

durchgeführt. Viele Kurende genießen dieses kurze Bad im kühlen Wasser so sehr, daß sie es während des ganzen Jahres im Rahmen ihrer täglichen Körperpflege nehmen.

So wird das Sitzreibebad durchgeführt

Das kalte Wasser wird schnell gegen den Körper geschlagen

Morgens nach dem Aufstehen geht jeder Kurgast in den Luftbadepark zu seiner Wanne, die abends zuvor mit etwa zehn Zentimeter Wasser gefüllt worden ist. Nach kurzem Wassertreten in der flachen Zinkwanne nimmt man mit angewinkelten Beinen Platz. Das Wasser wird zwischen den gespreizten Beinen nach oben gegen den Leib geschöpft und mit den Handflächen kräftig über die Leisten abgestreift. Diese Schaufelbewegungen werden in rascher Folge ca. 50- bis 100mal wiederholt. Danach bespritzt man Brust und Oberarme, und schließlich wird der ganze Rücken noch einmal kurz in das Wasser eingetaucht.

Nach dem Ausstieg aus der Wanne auf den taufrischen Rasen wird der Wasserfilm kräftig von der Haut geklatscht. Ohne Handtuch, nur mit den bloßen Händen, wird der Körper von den Füßen aufsteigend trockenmassiert. Eine schwungvolle Gymnastik mit Atem- und Bewegungsübungen schließt sich an. Je nach Witterung dauert die gesamte Anwendung zehn bis fünfzehn Minuten. Danach stellt sich ein wohliges Wärmegefühl ein. War der Kaltreiz zu stark, muß der Körper durch intensive Muskelarbeit wie strammes Gehen oder Joggen erwärmt werden.

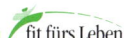
Wie wirkt das Sitzreibebad?

Das erste Organ, das auf den Kaltreiz des Wassers reagiert, ist die Haut. Über die Gefäße, das vegetative Nervensystem und über komplizierte hormonelle Regulationsmechanismen steht die Haut mit allen Körperorganen in Verbindung. Haut- und Blutgefäße ziehen sich zusammen und leiten den Blutstrom zunächst verstärkt in die inneren Körperregionen. Besonders die Bauch- und Beckenorgane profitieren von dieser erhöhten Durchblutung. Die Atemtiefe und die Atemfrequenz verändern sich; die Sauerstoff- und Nährstoffversorgung wird verbessert, was zu einer Anregung und Kräftigung von Organen und Gewebe führt. Stoffwechsel-Schlacken werden mobilisiert und vermehrt ausgeschieden. Der Puls steigt zunächst an und normalisiert sich wieder, bevor er sich zu Beginn der Gymnastik erneut beschleunigt. Der im Laufe der Anwendung kurzfristig ansteigende Blutdruck sinkt danach wieder auf seine Ausgangswerte.

Der Puls steigt zu Beginn des Bades an

Nach dem Bad erfolgt eine reaktive Weitstellung der Hautgefäße. Unterstützt durch Abklatschen, Hautmassage und Gymnastik zeigt sich die verbesserte Durchblutung in einer intensiven Hautrötung. Dieser mehrfache Wechsel zwischen Engstellung und Erweiterung bedeutet ein wirkungsvolles Gefäßtraining. Folge: Der Organismus lernt durch die Reiztherapie angemessen auf Temperaturveränderungen zu reagieren. Die wechselnden Bedingungen fordern immer wieder entsprechende Gegenregulationen heraus. Das sympathiko-adrenale Nervensystem wird stimuliert.

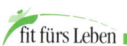
Das morgendliche
Sitzreibebad
wirkt belebend

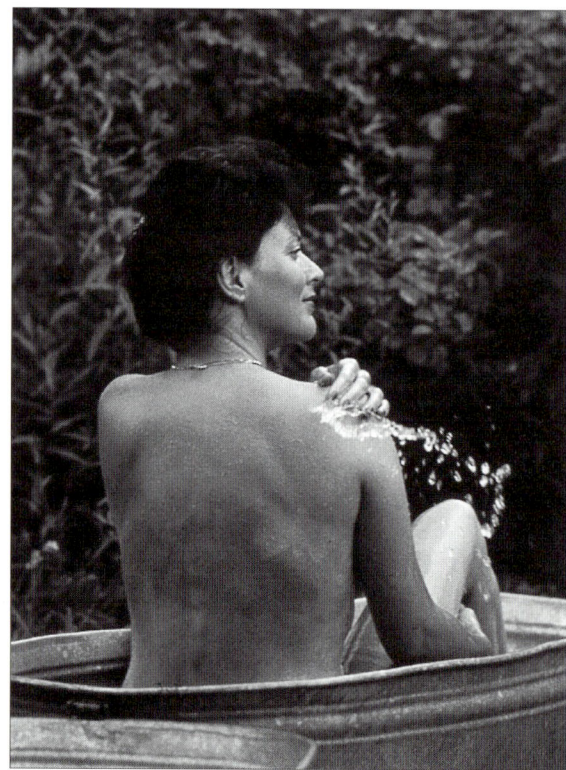

Felke-Sitzreibebad

Nach dem österreichisch-kanadischen Mediziners *Hans Selye* (1907–1982) ist unter Streß *»jede unspezifische Reaktion des Körpers auf eine an ihn gerichtete Anforderung«* zu verstehen. Die vegetativen Reaktionen werden dabei entweder durch den Sympathikus- oder den Parasympathikus-Anteil des vegetativen Nervensystems dominiert. Streßreaktionen bringen zunächst das vegetative Gleichgewicht aus der Balance. Dabei kommt es zu einem charakteristischen Ablauf. Von einem zunächst überwie-

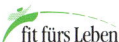
genden Sympathikus-Anteil schlägt die Reaktion zu einem überschießenden Parasympathikus-Anteil aus und pendelt sich dann in einem neuen Gleichgewicht wieder ein.

Reflektorisch wird dadurch eine Stabilisierung des vegetativen und zentralen Nervensystems erreicht. Unsere Anpassungsmechanismen werden mobilisiert und die Abwehrkräfte auf diese Weise trainiert. Vegetative Funktionsstörungen, die sich in vielfältigen Fehlregulationen mit wechselnden Beschwerden zeigen, können dadurch günstig beeinflußt werden. Das seelische Gleichgewicht wird gefördert und depressive Gemütszustände wieder in gesteigerte Lebensfreude verwandelt.

Streßreaktionen bringen das vegetative Gleichgewicht aus der Balance

Das kurze morgendliche Sitzreibebad besitzt eine tiefgreifende belebende Wirkung auf Atmung, Kreislauf und Nervensystem und gibt heilsame Impulse für den ganzen Tag. Diese vitalisierende Behandlungsmaßnahme kann sowohl während einer Kur als auch zu Hause dauerhaft fortgeführt werden.

Das Lehmbad

Das Lehmbad ist die charakteristische Anwendung in der Felke-Therapie. Geradezu »geerdet« fühlt man sich, wenn nur noch der Kopf, die Brust und die Arme aus dem Lehmbad ragen. Die Bäder werden heute in bodenbeheizten Hallen oder während der Sommermonate, wie zu »Lehmpastor« *Felkes* Zeiten, in ausgehobenen Erdgruben im Freien eingenommen. Jeder Kurgast erhält zu Beginn einer Felke-Kur sein eigenes Lehmbad, das mit frisch gegrabenem Lehm zu einem Brei eingeschlammt wird. Darin badet er bis zu einer Stunde ein- bis zweimal täglich.

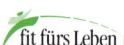

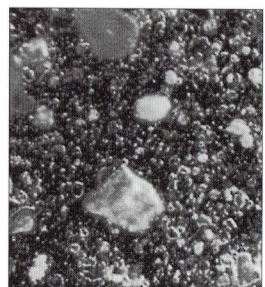

Lehm

Die Durchführung eines Lehmbades

Zu Beginn eines Lehmbades wird der Lehm mit den Füßen gut durchgestampft, denn durch Sonne, Wind und Regen oder die Raumwärme verändert sich die Beschaffenheit des Lehmschlamms ständig. Erst wenn der Lehm wieder richtig sämig und matschig geworden ist, setzt man sich hinein.

Bei diesem sogenannten Halbbad werden Beine und Bauch bis zum Rippenbogen mit Lehm bedeckt, und der Oberkörper bleibt frei. In bequemer Rückenlage vertreibt man sich die Zeit damit, den Lehm durchzuarbeiten, größere Lehmklumpen zu zerdrücken, ein anregendes Gespräch mit dem Badenachbarn zu führen oder sich einfach nur auszuruhen, zu entspannen oder zu meditieren.

Da die Lehmbäder in der jeweiligen Temperatur der Umgebung genommen werden, ist es wichtig, daß die Kurenden sich vorher warm fühlen und nicht frösteln. Die Temperatur des Lehms liegt etwa zehn Grad unter der Haut-Temperatur des eingetauchten Körperteils. Das Bad wird daher als eine klassische Kaltanwendung eingesetzt. Aufgrund der isolierenden Beschaffenheit und der geringen Wärmeleitfähigkeit entzieht der Lehm dem Körper aber kaum Wärme – auch im Freien nicht.

Die Badedauer beträgt 45 bis 60 Minuten. Im Freien ist sie bei Regen, Kälte oder starkem Wind entsprechend kürzer. Auch regelmäßig durchgeführte Lehmbäder von nur 15 bis 30 Minuten haben bereits starke Heilwirkungen.

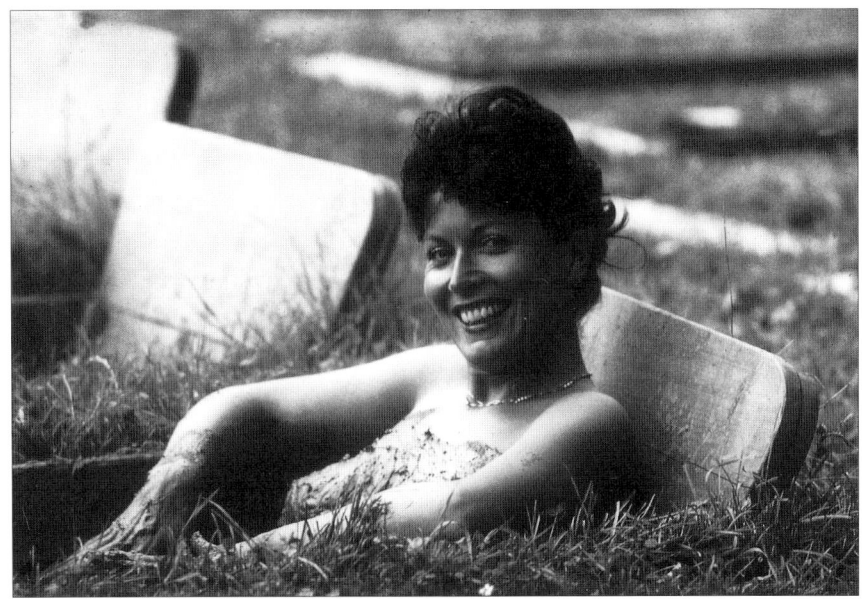

Das Felke-Lehmbad im Freien

Nach dem Bad wird der Lehm zunächst grob vom Körper abgeschabt. Nur eine dünne Lehmschicht verbleibt auf der Haut, trocknet dort an und kann später mit kreisenden Handbewegungen abgerubbelt werden. Danach erfolgt eine kurze und schnelle Reinigung in der »eigenen« Wanne, in der auch die Sitzreibebäder eingenommen werden. Luft und Sonne haben das Wasser im Laufe des Tages leicht erwärmt, und es entzieht dadurch dem Körper bei der Säuberung nicht allzuviel Wärme.

Während die Felke-Kur früher eine reine Sommerkur war, können die Lehmbäder heute in den bodenbeheizten Lehmbadehallen während des gesamten Jahres genommen werden.

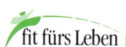
Die Heilkraft des Lehms

Wer wohlig entspannt im Lehmbad sitzt, denkt natürlich darüber nach, wie sich die rötlichbraune Masse auf seine Gesundheit auswirkt. Eine chemische Analyse ergibt zunächst keinen Anhaltspunkt auf direkt heilsam wirkende Substanzen. Unter den Begleitstoffen befinden sich Magnesium, Mangan, Kupfer, Kalk und Kalium. Die wesentlichen Komponenten sind laut Analyse: Silizium in Form von Quarz, Silikate, Kaolinit und Montmorillonit als Tonmineralien.

Gift- und Schadstoffe werden im Inneren des Lehms gebunden

Der Lehm ist ein Gemisch aus Sand- und Tonbestandteilen und wirkt im wesentlichen durch sein thermophysikalisches Verhalten, die mechanischen Einflüsse auf den Körper und seine Aufnahmefähigkeit. Je nach Art, Menge und Größe der im Ton enthaltenen Mineralien reagieren die Tonteilchen unterschiedlich auf Wasser. Das heißt, die unvorstellbar große Anzahl winzig kleiner Teilchen des Lehms, die aneinandergereiht eine riesige Gesamtfläche ergeben würden, gewährleisten ein starkes Aufsauge- und Aufnahmevermögen. Dabei wirkt die elektrische Ladung der Teilchen an der Oberfläche anziehend wie ein trockener, statisch aufgeladener Kamm im Haar. Der Trocknungsvorgang führt zu einem Saugdruck zwischen 50 und 150 mmHg. Ein großes Adsorptions- (Anlagerung) und Absorptions- (Aufsauge)-Vermögen des Lehms ist die Folge. Gift- und Schadstoffe werden dadurch an der Oberfläche angelagert bzw. im Inneren des Lehms gebunden.

Während Moor und Schlick organischen Ursprungs sind und saure, abgestorbene Pflanzenpartikel sowie vulkanische Bestandteile enthalten, ist Lehm anorganischer Na-

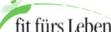
tur. Sein pH-Wert liegt im basischen Bereich. Das spezifische Gewicht des Lehms ist höher als das von Moor und Schlick.

Körperliche Bewegung im Lehm erzeugt einen größeren Reibungswiderstand. Da im Lehmbad gut 50 Prozent des Körpers (ca. ein Quadratmeter Körperoberfläche) mit Lehm bedeckt sind, lastet ein Gesamtdruck von über 200 Kilogramm auf diesen Körperpartien.

Lehmbäder werden zu jeder Jahreszeit genommen

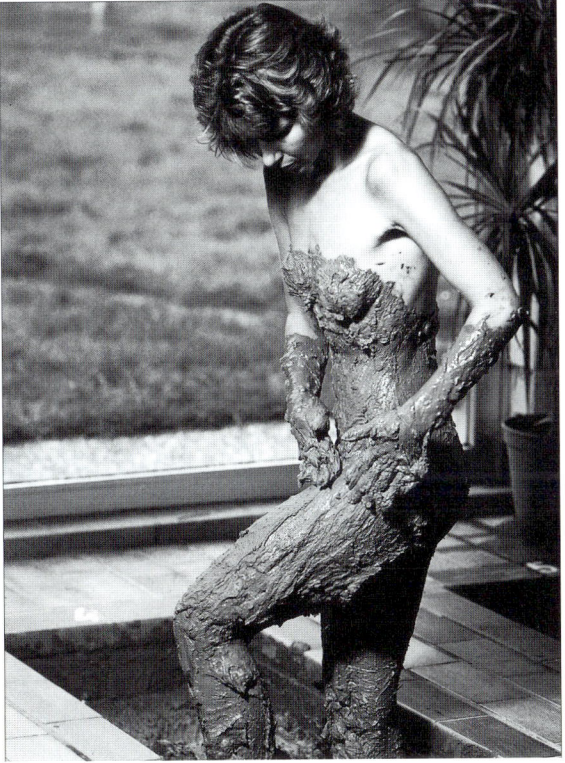

Lehm-Bad in der Badehalle

31

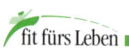
Das Lehmbad wird als Kaltanwendung durchgeführt, da seine Temperatur unterhalb der Körpertemperatur liegt. *Emanuel Felke* erkannte, daß Kaltanwendungen intensiver und anhaltender wirken als Heiß- oder Warmanwendungen. Der Organismus wird gezwungen, vermehrt Eigenwärme zu erzeugen. Besitzt der Körper keine ausreichende Reaktionsfähigkeit mehr, muß die Kaltanwendung dem Körper angepaßt oder passiv Wärme zugeführt werden. Die kühlende Wirkung führt zunächst zu einer Verengung der Hautgefäße, einer deutlichen Zunahme der zirkulierenden Blutmenge und zu einer Verschiebung des Blutstroms in den Bauchraum. Die Schwere des Lehms auf den Beinen und dem Unterleib steigert den Rückstrom des Blutes aus den Venen und regt den Lymphfluß im Gewebe an. Dies fördert die sanfte Entwässerung über die Nieren, ohne daß es während oder nach dem Beenden der Anwendung zu negativen Reaktionen des Kreislaufs kommt.

Über den Lehm kann die Haut überschüssige Säuren abgeben

Das Abrubbeln des angetrockneten Lehms nach dem Ausstieg bewirkt eine intensive Durchblutungssteigerung der Hautgefäße und hat über die sogenannten »Headschen Zonen«[3] eine positive anregende Wirkung auf die inneren Organe. Über den leicht alkalisch reagierenden Lehm kann die Haut überschüssige Säuren abgeben und entgiften. Die mechanischen Reize regen die Durchblutung an, die Kaltwasser-Anwendungen bewirken ein Gefäßtraining und stärken das Immunsystem. Es kommt zu einer Straffung der Haut und zu einer Anregung des vegetativen Nervensystems.

[3] *Der englische Neurologe Henry Head (1861-1940) identifizierte Hautareale, deren Nervenverbindungen im Rückenmark mit denen bestimmter Organe zusammentreffen*

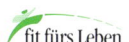
Regelmäßig durchgeführte Lehmbäder verbessern somit die Blutzirkulation sowie die Sauerstoffversorgung des Gewebes, reinigen, stabilisieren und kräftigen den Organismus. Sie regen die Stoffwechsel- und Drüsenfunktionen an und helfen bei rheumatischen Erkrankungen sowie bei Haut- und Venenleiden (siehe Kapitel »Natürlich gesund mit der Felke-Therapie«). *»Wer einmal im Lehm war, geht immer wieder hinein«* heißt es, und Patienten, die ihr 20., 30. oder gar 50. Lehmbad hinter sich haben, bestätigen diese Aussage gern.

Die weiteren Anwendungsmöglichkeiten des Lehms in Form von Wickeln, Auflagen, Packungen und Verbänden sind außerordentlich vielfältig.

Äußerliche Lehmanwendungen: Auflagen und Packungen

Lehmauflagen und Lehmpackungen sind sehr gesundheitsförderlich für Menschen mit eingeschränkten Bewegungsmöglichkeiten. Sie sind eine Alternative für diejenigen, die kein Lehmbad durchführen können oder möchten, und sind für körperlich geschwächte Menschen eine wirkungsvolle Behandlungsmethode. Bei Wirbelsäulenerkrankungen und der Behandlung einzelner Körperpartien bieten sich Lehmpackungen ebenfalls an. Im Gegensatz zum Lehmbad sind Packungen und Wickel passive Anwendungen, die keine eigene Aktivität erfordern. Sie werden mit Hilfe der Wickeltechnik am Körper angelegt.

Lehmpackungen als Alternative zum Lehmbad

33

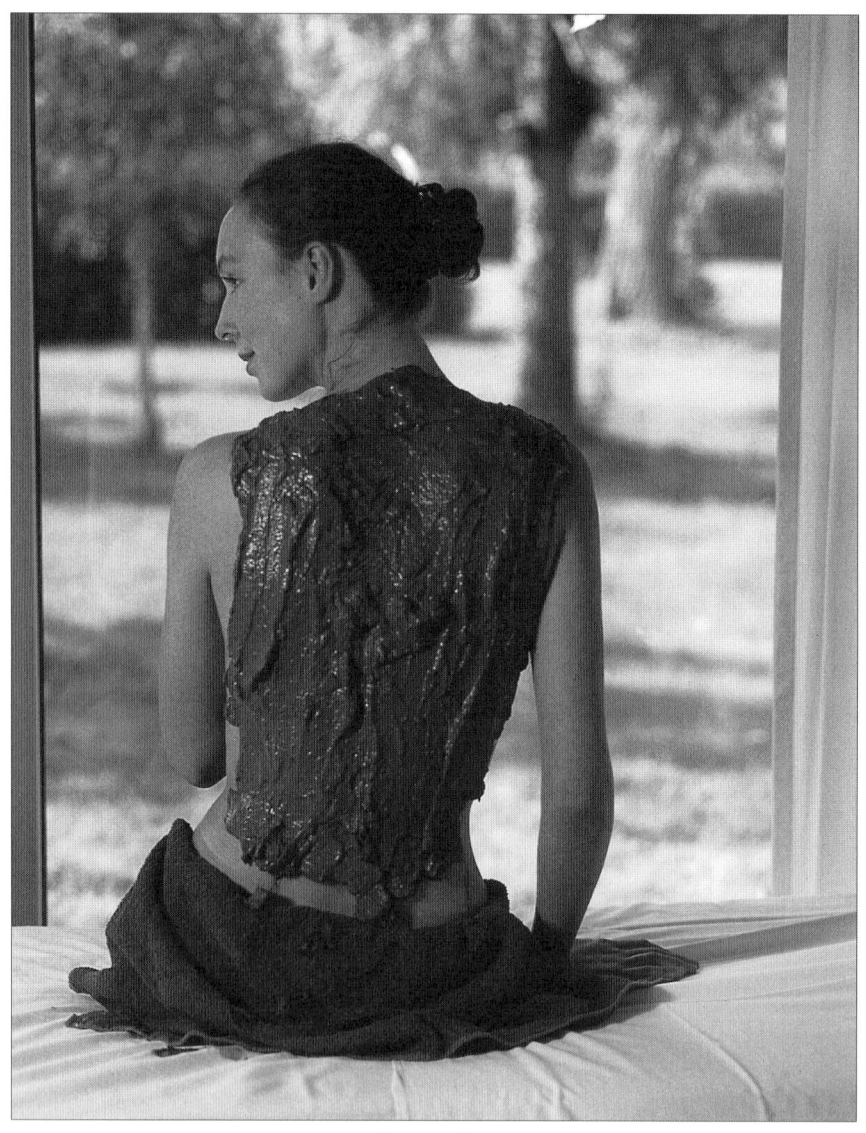

Lehmpackung

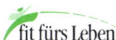

Zubereitung und Anwendung

Der Lehm wird mit Wasser zunächst zu einem dicken teig-
artigen Brei angerührt und dann etwa fingerdick auf die
zu behandelnden Hautbezirke aufgetragen. Die Lehmschicht wird mit einem luftdurchlässigen Leinentuch abge-
deckt. Darüber kommt ein zweites größeres Leinen- oder
Baumwolltuch, und zuletzt wird der Patient sorgfältig in
eine Wolldecke eingewickelt, damit die Wärme möglichst
lang erhalten bleibt.

Die Eigenwärme des Körpers genügt, um den Lehm gut antrocknen zu lassen. Je nach Dicke der Lehmschicht ist das
nach etwa einer Stunde geschehen. Reicht die Körperwär-
me nicht aus, kann die Temperatur mit Hilfe einer Wärm-
flasche gesteigert werden. Bei anhaltendem Kältegefühl
und Frösteln muß der Wickel entfernt werden.

*Bei anhaltendem
Kältegefühl und Frö-
steln muß der Wickel
entfernt werden*

Erst wenn der Lehm an allen Stellen gleichmäßig ange-
trocknet ist, wird er abgenommen. Feucht bleibende Stellen geben Hinweise auf Störungen der darunter liegenden
Organe. Nach dem Entfernen des Lehms wird die Haut mit
lauwarmem Wasser gereinigt und mit einem Hautöl gut
eingefettet.

Während des Anrührens des Lehmbreies können je nach
Zweck der Auflage verschiedene Kräuter, Teeabkochun-
gen, Arnika-, Hamamelis-, Echinacea-Tinkturen, Retter-
spitzwasser, Weinessig oder essigsaure Tonerde zugege-
ben werden.

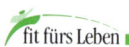
Wie wirkt die Lehmpackung?

Bei der Therapie mit Lehm werden lokale und reflektorische Wirkungen des Lehms genutzt, die im wesentlichen auf durchblutungsfördernden, stoffwechselanregenden, muskelentspannenden und schmerzlindernden Effekten beruhen. In der Lehmpackung kommt es durch das Antrocknen des Lehmbreis zu einer zunehmenden Kompression der Hautgefäße und einer Blutverschiebung in die inneren Organe. Der Haut wird Feuchtigkeit mit den darin gelösten Stoffen entzogen. Die anfängliche Kühle des Lehmbreis weicht schon bald einer behaglichen Wärme, und ein entspanntes, angenehmes Gefühl stellt sich ein.

Der Lehm wird durch die Eigenwärme des Körpers schnell erwärmt

Je nach Art der Erkrankung und der Verträglichkeit werden die Wickel kühl oder warm angelegt. Die Wirkung ist entsprechend der Anwendungsform unterschiedlich. *Emanuel Felke* hatte zwar damals nur kalte Anwendungen durchführen lassen; sie setzen jedoch ein Reaktionsvermögen auf den Kaltreiz voraus, das heute bei vielen Menschen nicht mehr ausreichend vorhanden ist.

Bei normaler Wärmeregulation wird der Lehmbrei durch die Eigenwärme des Körpers schnell erwärmt. Vor der Anwendung kann zusätzlich ein ansteigendes Fußbad durchgeführt werden oder durch kräftiges Laufen oder Joggen die Durchblutung und die Erwärmung des Körpers gefördert werden. Die Lehmpackungen bleiben bis zu einer Stunde am Körper.

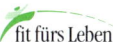
Kühle Lehmpackungen

Kühle Lehmpackungen härten ab und stärken die Reaktionskräfte. Sie erzeugen eine lang anhaltende Wärme. Die verstärkte Durchblutung erreicht tiefste Gewebeschichten, lindert Schmerzen, wirkt entzündungshemmend und beruhigend auf das vegetative Nervensystem.

Kühle Lehmpackungen erzeugen eine lang anhaltende Wärme

Bei Beinödemen und akuten Venenentzündungen sind kühle Lehmpackungen sehr gut geeignet, um entzündliche Schwellungen wesentlich schneller zum Abklingen zu bringen, als es durch Alkoholumschläge möglich ist. Verstauchungen, Prellungen, Verrenkungen, Blutergüsse und Insektenstiche sind weitere mögliche Anwendungsgebiete.

Bei richtiger Handhabung sind Lehmpackungen bei jeder Form von Ekzemen anzuwenden. Nässende, krustenbildende und zur Infektion neigende Ekzeme reagieren sehr positiv auf Lehm. Bei akuten Gelenkentzündungen durch Gicht, Arthrosen oder Polyarthritis und bei eitrigen Entzündungen wird kühler Lehm möglichst mehrmals täglich auf die schmerzenden Stellen aufgetragen.

Um einen Lehmwickel zu machen, löst man den Lehm in kaltem Wasser auf, taucht ein Leinentuch hinein und legt das Tuch anschließend über die zu behandelnde Körperstelle.

Warme Lehmpackungen

Lehm hat eine geringere Wärmekapazität als Moor, Fango oder Schlick. Dadurch kommt es zu einem schnelleren Wärmeabfluß. Bei der warmen Lehmauflage wird der Lehmbrei auf 40-44 Grad Celsius erhitzt und umgehend

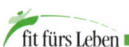
auf die Haut aufgetragen. Die gleichmäßige Zufuhr feuchter Wärme auf den Körper hat eine lösende, entkrampfende und durchblutungsfördernde Wirkung, die besonders bei Verspannungen und Verhärtungen der Muskulatur und bei chronischer Erschöpfung und einem gestörten Wärmehaushalt als äußerst wohltuend empfunden wird. Auch Patienten mit degenerativen Gelenkbeschwerden und Arthrosen schätzen die warmen heilsamen Lehmpackungen.

Ausleitend wirkende Lehmauflagen ohne Abdeckung führen zu einem Wärmeentzug und haben dadurch ebenfalls einen entzündungshemmenden Effekt. Besonders bei Hauteiterungen, Ausschlägen und akuten Entzündungen wird der Lehm auf den zu behandelnden Stellen unbedeckt gelassen. Er kann so seine angenehm kühlende Wirkung entfalten.

Heilerde wirkt anregend auf die Durchblutung

Hautleiden wie Akne, Furunkulose, Karbunkeln, Hautallergien und Ekzeme werden seit Jahrtausenden mit Heilerde behandelt. Ihre feinen Partikel dringen tief in die Hautporen ein, reinigen, pflegen und erneuern die Haut, regulieren den pH-Wert, absorbieren Krankheitsstoffe und beseitigen Entzündungs- und Eiterherde. Heilerde befreit die Haut von abgestorbenen Hautresten und wirkt durchblutungsfördernd wie eine sanfte Massage. Durch die Abgabe seiner Mineralstoffe und Spurenelemente erhöht Lehm die Elastizität des Bindegewebes.

Da der Lehm der Haut Feuchtigkeit und Fett entzieht, ist die regelmäßige Hautpflege mit einem pflanzlichen Hautöl oder einer Feuchtigkeitsemulsion nach den Anwendungen sehr wichtig. In pulverisierter, trockener

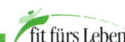

Form entzieht der Lehm Keimen die Basis, die auf ein bestimmtes Feuchtigkeitsmilieu angewiesen sind, z.B. in nässenden Wunden und Geschwüren. Wundsekrete und Stoffwechselprodukte werden aufgesaugt. Die Verdunstung und Kühlung fördert die Schmerzlinderung. Am besten eignet sich die gereinigte Heilerde, die im Handel erhältlich ist, oder »Bolus alba«, ein weißer Lehm, der sterilisiert ist und unbedenklich auch bei Infektionen verwendet werden kann. Die im Lehm enthaltene Kieselerde trägt zu einer schnellen Wundheilung bei und fördert die Regeneration des Bindegewebes. Die große Absorptionskraft des Lehms nimmt alle giftigen und faulen Stoffe aus der Wunde auf.

Lehm entzieht der Haut Fett und Feuchtigkeit

Innerliche Anwendung von Heilerde

Die Ärzte des Altertums empfahlen bei verschiedenen Krankheiten »heilende Erden« zu essen, deren Eigenschaften sie nach Aussehen, Geruch, Farbe und Geschmack einteilten. Seefahrer nahmen regelmäßig größere Mengen Lehm mit an Bord, um sich vor Darminfektionen und Durchfallerkrankungen zu schützen. Später formte man die Erden zu Tabletten und Pastillen und prägte sie als Zeichen für ihre Reinheit und Echtheit mit Siegeln, »Terra Sigillata« genannt. Die berühmteste dieser Siegelerden der Antike stammte von der griechischen Insel Lemnos. Bis in das Mittelalter hinein wurden unzählige verschiedene Siegelerden gepreßt, denen man jeweils spezielle Wirkungen nachsagte und die für die unterschiedlichsten Leiden angeboten wurden.

Hippokrates erwähnte das Erdessen u.a. bei Blutarmut, von *Galen* und später von *Paracelsus* wurde die Heilerde

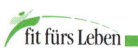

gegen die Pest eingesetzt. Von *Hildegard von Bingen* wird berichtet, daß sie Erde bei verschiedenen Leiden empfahl und u.a. Leprakranke mit Erde von Ameisenhügeln zu heilen versuchte. Auch die Biochemie nach *Dr. Schüssler* geht davon aus, daß bei verschiedenen Krankheiten bestimmte Mineralien fehlen, die durch die Behandlung mit Erde in Form von Erdmetallen wieder zugeführt werden.

Heilerde

> Der Lehm, Löß bzw. Mergel, wird abhängig von Reinheit und Beschaffenheit für die innere Anwendung in speziellen Verfahren aufbereitet. Ihm wird Feuchtigkeit entzogen und Keime dabei abgetötet. Das Produkt wird fein vermahlen und gesiebt abgepackt.
>
> Innerlich eingenommen wirkt Heilerde entzündungshemmend, entgiftend, bakterizid, mineralisierend und regulierend auf den Säure-Basen-Haushalt.

Magen- und Darmbeschwerden

Heilerde kann als natürliches Heilmittel bei Magen-Darmleiden eingenommen werden: bei saurem Aufstoßen, Sodbrennen, Magendruck und Reizmagen, bei Durchfall, Verstopfung, akuten und chronischen Darmkatarrhen, Gärungs- und Fäulnisprozessen und Wurmerkrankungen.

Heilerde breitet im Körperinneren ihre starken absorbierenden (aufsaugenden) und adsorbierenden (anlagernden) Kräfte aus. Sie kann große Mengen von Stoffen binden und während der Passage durch den Verdauungstrakt entsorgen. Dazu gehören Keime, Bakterien, Fäulnisprodukte, überschüssige Gallensäuren und krankmachende Verdauungsrückstände des Stoffwechsels wie Alkohole, Phenole, Indol, Skatol, Ammoniak, Schwefelwasserstoff

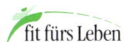
etc. Völlegefühl, Blähungen und Aufstoßen nehmen ab, stinkende Stühle werden geruchlos, und die Entwicklung einer gesunden Darmflora wird gefördert.

Die aufgeschwemmte Heilerde vergrößert das Volumen des Darmes. Dadurch entsteht eine Art »Mikromassage« der Darmschleimhäute, die die Sekretion von Verdauungssäften verstärkt und die Schleimbildung fördert. Die Darmtätigkeit wird angeregt und wirkt so der schleichenden Selbstvergiftung durch Verstopfung entgegen.[4]

Mund- und Rachenraum

Die entzündungshemmende Wirkung der Heilerde bewirkt eine rasche Abheilung von Entzündungen im Mund und Rachenraum, bei Halsschmerzen oder Zahnfleischentzündungen und beseitigt lästigen Mundgeruch. Durch eine Mundspülung und das Gurgeln mit Heilerdewasser gelangt die Heilerde auch in schwer erreichbare Nischen und Winkel im Mund- und Rachenraum.

Heilerde hat eine blutreinigende und entsäuernde Wirkung

Die blutreinigende und entsäuernde Wirkung von Heilerde mindert den Säuregehalt im Gewebe, verbessert die Organdurchblutung und steigert damit den Sauerstofftransport. Während des Transports durch den Verdauungskanal werden Ionen wie Kalium, Magnesium, Silicium, Eisen usw. gelöst und für den Körper verfügbar. Dadurch ist die Heilerde ein wertvoller Lieferant von lebenswichtigen Mineralien und Spurenelementen. Für die unzähligen Reaktionen, die ständig in unseren Körperzellen ablaufen, sind wir auf diese Stoffe als Katalysatoren angewiesen. Dies

[4] *Dr. John H. Tilden, »Mit Toxämie fangen alle Krankheiten an«; Dr. Norman W. Walker, »Darmgesundheit ohne Verstopfung«*

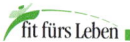

sind Elemente, die bereits in kleinen Mengen Reaktionen auslösen, ohne dabei selbst verbraucht zu werden.

In der Heilerde sind viele dieser Katalysatoren reichlich vorhanden. Eisen, Mangan und Kupfer z.B. sind wichtige Bausteine für unser Immunsystem, indem sie u.a. die Bildung der weißen Blutkörperchen fördern. Sie beeinflussen den Muskeltonus und das Nervensystem und sorgen für einen stabilen Knochenaufbau. Kieselsäure und ihre Salze fördern die Stützfunktion von Bindegewebe und Gefäßen und sorgen für die Elastizität von Muskeln, Sehnen und Bändern. Kieselsäure ist ein wichtiger Aufbaustoff für gesunde Haut, Haare und Nägel.

Wie wird Heilerde eingenommen?

Heilerde wird über den Tag verteilt außerhalb der Mahlzeiten eingenommen

Zur Vorbeugung und Gesunderhaltung werden zweimal täglich ein bis zwei gehäufte Teelöffel Heilerde in einem halben Glas Wasser oder Tee aufgelöst und schluckweise morgens nüchtern und abends vor dem Schlafengehen getrunken. Bei stärkeren Beschwerden sind auch größere Einnahmemengen möglich, ohne Nebenwirkungen zu befürchten. Es ist wirksamer, die Heilerde in mehreren Portionen über den Tag verteilt einzunehmen, als die Gesamtmenge zu sich zu nehmen.

Da das Bindungsvermögen der Heilerde für Fette und Öle beträchtlich ist, empfiehlt es sich, die Heilerde, außer bei Beschwerden, die direkt mit der Ernährung zusammenhängen, nicht mit den Mahlzeiten einzunehmen. Bei Verstopfung wird die Heilerde in größeren Wassermengen gelöst und tagsüber unabhängig von den Mahlzeiten und anderen Medikamenten schluckweise getrunken.

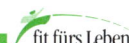
4. Natürlich gesund mit der Felke-Therapie

Die Felke-Kur – eine Ordnungstherapie

Der Begriff Ordnungs- oder Regulationstherapie wird für ganzheitliche Medizinkonzepte verwendet und gilt für die Felke-Therapie in besonderem Maße. Pastor *Felke* forderte von seinen Anhängern Eigeninitiative, Aktivität und den Willen zur Veränderung. Immer mehr Menschen vertrauen sich heute dieser inzwischen 100 Jahre alten Heilmethode an, um an der eigenen Gesundheit mitzuwirken.

Die Regulationstherapie nach *Felke* ist ein Naturheilverfahren mit einem sehr breiten Anwendungsspektrum. Sie entspricht dem zunehmenden Bedürfnis der Menschen nach einer ganzheitlichen Behandlung, die Körper, Geist und Seele zu heilen vermag. Das rhythmische Kuren im Tagesverlauf und mit den Jahreszeiten, der regelmäßige Wechsel zwischen Ruhe und Aktivität, Behandlung und Regeneration, der ausgiebige Aufenthalt in frischer Luft, ermöglichen dem »Felkeaner« wieder zu seinem individuellen physiologischen Rhythmus, zu seiner »persönlichen Ordnung« zurückzufinden.

Rhythmisches Kuren mit den Jahreszeiten

Wo schulmedizinische Verfahren vorwiegend chemisch hergestellte Substanzen einsetzen, verwendet die Felke-Therapie fast ausschließlich natürliche Heilmittel wie Wärme, Kälte, Licht, Luft und Lehm. Sie nutzt die vielfältigen Kräfte des Wassers, den mechanischen Reiz der Bewegung und harmonisiert den Organismus durch Fasten und Ernährungsumstellung.

Schon während seiner Studienzeit beschäftigte sich *Emanuel Felke* intensiv mit der medizinischen Literatur seiner Zeit. Er las die Werke von *Samuel Hahnemann* über die

43

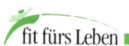
homöopathische Behandlung, studierte die Lehren von Pfarrer *Sebastian Kneipp, Adolf Just* und *Louis Kuhne* und wurde von Naturheilern wie *Johann Schroth* und *Vinzenz Prießnitz* beeinflußt. Die Erfolge des Schweizer *Arnold Rikli* überzeugten ihn vom Wert von Licht- und Luftbädern.

Felke strebte nach einer umfassenden Heilmethode mit einfachen Anwendungen. In der Felke-Therapie ist der außerordentliche Erfahrungsschatz der Naturheilkunde seiner Zeit in einer ganzheitlichen Heilweise zusammengefaßt. Leider hat *Felke* selbst keine Aufzeichnungen über seine naturheilkundlichen Erkenntnisse hinterlassen, daher ist sein Wissen nur durch Erinnerungen derer, die mit ihm gelebt haben oder von ihm behandelt wurden, überliefert.

Felke diagnostizierte aus dem Auge, betrachtete Körpermerkmale wie den Tonus der Haut, die Haarfarbe, Körperhaltung und Körperbau. Er achtete auf Gestik und Mimik, auf vegetative Zeichen wie Schweißbildung, kalte Hände und Füße und deutete Zeichen, Farbe und Form von Händen, Ohren und anderen Körperteilen. Wie viele erfolgreiche Heilkundige besaß er die Fähigkeit, durch Beurteilung dieser Zeichen bereits beim ersten Kontakt mit einem Kranken seine individuelle Konstitution, d.h. seine Stärken und Schwächen, zu erkennen. Daraus leitete er dann seine Behandlung ab.

Aktivierung und Stärkung der Selbstheilungskräfte

Seine Therapie war im Wesentlichen auf die Aktivierung und Stärkung der Selbstheilungskräfte ausgerichtet. Die Reizauswahl sowie die Reizstärke bestimmte *Felke* wiederum nach den individuellen Merkmalen des Kranken.

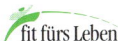
Felke war ein Anhänger der sogenannten Humoralmedizin, der antiken »Säftelehre«, die als die Wiege der abendländischen Konstitutionsmedizin gilt. Sie besagt, daß Belastungen des Stoffwechsels durch die Beschaffenheit der Körpersäfte hervorgerufen werden, die bei ungenügender Ausscheidung zu akuten Krisen und Krankheiten führen können.

Die Diagnosen und Krankheitsbegriffe der Schulmedizin waren *Felke* gleichgültig. Akute Erkrankungen betrachtete er als Krise eines gut funktionierendes Abwehrsystems, bei dem er die Reaktionsfähigkeit des Körpers voraussetzte. Chronische Krankheiten behandelte er mit einer unspezifischen Umstimmung und Aktivierung des Körpers, mit der Beeinflussung des Stoffwechsels und des vegetativen Nervensystems sowie mit der Anregung der Ausscheidungsorgane ohne Berücksichtigung der Symptome einzelner Organe.

Krankheiten sind Krisen des Abwehrsystems

Zu *Felkes* Zeit standen sich die Vertreter der reinen Lehre der Homöopathie und der Naturheilkunde unversöhnlich gegenüber. Doch *Felke* gelang es erstmals, die arzneiliche mit der arzneilosen Behandlung zu verbinden. Auch in der Homöopathie verfolgte *Felke* seinen eigenen Weg. Bei akuten Erkrankungen verordnete er homöopathische Einzelmittel; chronische Erkrankungen behandelte er mit homöopathischen Komplexmitteln, die er selbst zusammenstellte. Dies verstieß gegen die reine Lehre der Homöopathie, die nur die Verordnung eines einzigen Mittels zuläßt. Nach *Felkes* Auffassung mußte jedoch eine chronische Erkrankung, die oft aus vielen unterschiedlichen Störungen entstanden war, durch mehrere zusammenwirkende homöopathische Mittel behandelt werden.

45

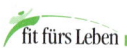
So hilft die Felke-Therapie

Die Felke-Therapie ist bei allen Leiden und Beschwerden ratsam, bei denen der Substanzverlust und die Zerstörungen noch nicht zu groß sind und die vorhandene Lebenskraft ausreicht, um die notwendigen Heilreaktionen hervorzurufen.

Ein unberechtigter Vorwurf wird den Vertretern natürlicher Heilverfahren immer wieder gemacht, daß sie eine Vielzahl unterschiedlicher Erkrankungen mit ihren Methoden behandeln und quasi wie ein »Gemischtwarenhandel« für jede Indikation eine Therapie anbieten. Jedoch orientiert sich jede naturheilkundliche Therapie ausschließlich an den Regulationsmöglichkeiten des Organismus, nicht an seinen Symptomen. Das Symptom ist nur der Ausdruck einer biologisch zweckmäßigen Reaktion zur Erhaltung des gesundheitlichen Gleichgewichtes im Körper. Deshalb kann der geschwächte oder kranke Organismus durch einfache individuell angepaßte Maßnahmen seine Reaktionsfähigkeit wiedererlangen; Beschwerden und Krankheiten können deutlich gebessert oder vollständig beseitigt werden. Zu diesen grundlegenden Maßnahmen gehören die **Entsäuerung**, die **Reinigung** und die **Stoffwechselaktivierung.**

Individuelle Therapie statt Behandlung von Symptomen

Entgiften, Entschlacken, Entsäuern

»Sauer macht lustig«, sagt der Volksmund. Aber das Gegenteil ist der Fall. Die Regulierung des Säure-Basen-Haushalts ist bei vielen funktionellen Befindlichkeitsstörungen sowie allen chronischen Erkrankungen wie Rheuma, den degenerativen Gelenkerkrankungen, Allergien oder Im-

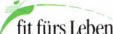
munschwäche eine der wichtigsten Maßnahmen. Nur ein gut funktionierender Stoffwechsel kann das natürliche Säure-Basen-Gleichgewicht aufrechterhalten.[5] Nicht nur das Ökosystem, die Flüsse, Böden und Wälder leiden heute unter einer Übersäuerung, auch der Mensch ist durch eine falsche Lebensweise und eine unausgewogene Ernährung zunehmend durch Säuren belastet.

Eine überhöhte Aufnahme von tierischem Eiweiß, zuckerhaltigen Nahrungsmitteln, Genußgiften wie Kaffee und Alkohol oder eine Fehlverdauung mit verstärkten Gärungs- und Fäulnisprozessen führen langfristig zu einer vermehrten Säurebildung. Bewegungsmangel verringert zusätzlich die Verbrennung von Säuren über die Muskulatur, ihre Ausscheidung durch Schweiß und Transpiration und die Abgabe von Kohlendioxyd über die Lunge. Eine unzureichende Flüssigkeitszufuhr, wie sie oft bei älteren Menschen vorliegt, belastet die Nieren und führt zur Anhäufung harnpflichtiger Substanzen im Körper.

Bewegungsmangel verringert zusätzlich die Verbrennung von Säuren

Sind die Ausscheidungs- und Regulationsmöglichkeiten des Körpers schließlich erschöpft, werden die überschüssigen Säuren und Schadstoffe im Bindegewebe abgelagert. Das Bindegewebe, das etwa 30 Prozent unserer Körperstruktur ausmacht, besitzt eine große Bindungsfähigkeit für Säuren. Es enthält Zellen, die bei Entzündungen und während der Wundheilung Abwehrstoffe bilden, es kann Fremdstoffe, Wasser, Fett und Eiweiß speichern.

[5] *Dr. Gaston-Philippe Besson, »Dynamisch leben durch Säure-Basen-Gleichgewicht«*

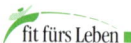

Durch die Einlagerungen verliert das Bindegewebe mit der Zeit zunehmend seine geschmeidige Beschaffenheit. Es kommt zur Verhärtung und Verfestigung des Gewebes. Dies wiederum kann zu Reizungen, Entzündungen, allergischen Reaktionen und einer gesteigerten Aktivität des Immunsystems führen. Chronische Schmerzzustände und Schwellungen, z.B. im Bewegungsapparat, können die Folge sein.

Durch Einlagerungen verliert das Bindegewebe seine geschmeidige Beschaffenheit

Stoffwechselaktivierung

Der Stoffaustausch zwischen Blut und Zellen erfolgt im wesentlichen über das die Zellen umgebende Bindegewebe. Jede einzelne Körperzelle ist dabei von Flüssigkeit umgeben, in die kleinste Kapillargefäße und Nervenendigungen einmünden. Dieses sogenannte »Grundsystem« aus Zellen, Kapillargefäßen und vegetativen Nervenfasern reguliert die Versorgung und Entsorgung jeder Zelle und spielt eine wichtige Rolle in der Informationsübertragung.

Störungen der Kommunikation zwischen Zelle und dem umgebenden Milieu, z.B Einlagerungen, Übersäuerung oder Schwermetallbelastungen etc., führen zu Fehlleistungen wie mangelnde Zellneubildung, fehlerhafte Zellbildung oder überschießende Immunreaktionen.

Eine moderne biologische und naturheilkundliche Therapie versucht daher regulierend und entlastend in diese komplizierten und vielseitig vernetzten Strukturen des Zellmilieusystems einzugreifen. Die Behandlung besteht daher zunächst in der Anregung aller Ausscheidungsorgane: Darm, Nieren, Lunge und Haut. Dies geschieht durch Fasten, die Steigerung der Trinkmenge, Sauna, Massagen,

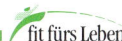
Stuhlregulierung, eine basenreiche Ernährung, homöopathische und pflanzliche Stoffwechsel- und Lymphmittel sowie die speziellen Anwendungen der Felke-Kur (siehe unten).

Stoffwechselstörungen

Übergewicht, Fettstoffwechselstörungen, erhöhte Harnsäure-Werte und Bluthochdruck stellen Risikofaktoren für schwerwiegende Störungen wie z.B. Diabetes mellitus, Gicht, Herzinfarkt und Schlaganfall, sogenannte Speicher- oder Überflußerkrankungen, dar.

Durch ein zeitlich begrenztes Heilfasten mit anschließender Umstellung auf eine vegetarische Vollwertkost kommt es zu einer raschen Entwässerung, einer Aktivierung des Stoffwechsels und langfristig zu deutlichen Gewichtsverlusten. Während des Fastens wird eine große Menge Cholesterin aus dem Blut und den Gefäßwänden verbraucht. Der hohe Ballaststoff-Anteil der Kost erschwert die Cholesterinaufnahme aus dem Darm und kann die Blutwerte bis zu 30 mg/dl senken.

Heilfasten und Lehmbäder entwässern den Körper

Das entschlackende Lehmbad (siehe unten) befreit das Gewebe während und nach dem Fasten von sauren Stoffwechselresten. Der Harnfluß wird erhöht, und die überschüssige Harnsäure kann dadurch leichter ausgeschieden werden. Eine purin- und fettarme vegetarische Ernährung führt auf Dauer zu einer deutlichen Senkung der Risikofaktoren Cholesterin und Harnsäure. Muskeln und Gelenke werden langfristig wieder beweglicher, die Gelenkschmerzen gehen zurück, und Gichtanfälle können verhindert werden.

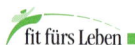
Erhöhter Blutdruck normalisiert sich

Während einer Felke-Kur kommt es in der Regel relativ schnell zu einer Blutdruck-Normalisierung. Der hohe Anteil an Obst, Gemüse, fettarmen Milchprodukten, der große Kohlenhydratgehalt der Nahrung sowie die verminderte Salzzufuhr wirken sich positiv auf den Blutdruck aus. Die Fließeigenschaften des Blutes sowie die Blutzirkulation werden deutlich verbessert. Die zunehmende körperliche Leistungsfähigkeit und die Harmonisierung des vegetativen Nervensystems wirken dabei ebenfalls unterstützend. Alterungsprozesse können verlangsamt und Arteriosklerose, Herzinfarkt- und Schlaganfallrisiken kann frühzeitig vorgebeugt werden.

Erholung für die Leber

Heilfasten entlastet die Leber vorübergehend von ihren Aufgaben

Die Leber, unser wichtigstes Stoffwechsel- und Entgiftungsorgan, wird durch falsche Ernährung, Umwelt- und Nahrungsgifte stark belastet. Die Behandlung der Leber erfolgt mit der Felke-Therapie auf vielfältige Weise. Durch das Heilfasten wird die Leber vorübergehend von Genußgiften, Medikamenten und ihren ernährungsbedingten Stoffwechselaufgaben weitgehend entlastet. Begleitend erfolgt während dieser Zeit eine intensive Anregung aller Ausscheidungsorgane des Körpers:

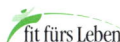
Anregung der Entgiftung

über die Haut	durch Sauna-Anwendungen sowie durch Lehm- und Luftbäder
über die Lunge	durch ausgedehnte Gymnastik und das morgendliche Sitzreibebad
	durch Wanderungen, Fahrradtouren und den Aufenthalt in den Luftbadeparks
über die Niere	durch die tägliche Zufuhr von etwa drei Litern Flüssigkeit in Form von basischen Säften, Kräutertees und reinem Wasser
über die Darmentlastung	durch Einläufe, Gymna-Colon-Darmbad oder die Colon-Hydro-Therapie
über eine Ernährungsumstellung	

Lehmpackungen auf dem Bauch oder dem Rücken wirken über die Reflexzonen entspannend und entkrampfend. Eine tägliche feuchtwarme Heublumenauflage, die während der Mittagsruhe auf den Oberbauch gelegt wird, fördert die Leberdurchblutung und regt ihre Entgiftungsfunktionen an. Ein stoffwechselaktivierendes Lehmbad hilft, Toxine und überschüssige Säuren über Haut und Nieren auszuscheiden. Dadurch wird die Leber entlastet. Und eine lactovegetabile Vollwertkost aus biologischem Anbau sorgt schließlich für eine verminderte Zufuhr an nahrungsbedingten Schadstoffen und liefert reichlich Vitamine, Mineralstoffe und Spurenelemente zur Regeneration der Leber.

Klassische Naturheilverfahren, Leber- und Galletees, Pflanzenfrischsäfte aus Löwenzahn, Schöllkraut, Wehrmut oder Mariendistel ergänzen zusammen mit homöopathischen Lebermitteln, Eigenblut- oder Sauerstoff-Therapien die medikamentöse Leberbehandlung.

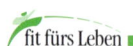

Gesunder Darm ohne Abführmittel

Viele Menschen leiden heute unter übelriechenden Gasen, Völlegefühl, Darmträgheit oder breiigen Stühlen. Dies sind in jedem Falle erste Zeichen von bakteriellen Fäulnis- und Gärungsprozessen durch eine gestörte Verdauungs- funktion. Durch das Überwuchern bestimmter Bakterien- arten, Pilze oder krankmachende Keime und deren ver- mehrt anfallende Stoffwechselreste entstehen hochgiftige Substanzen, die zu Reizungen und Entzündungen an den Schleimhäuten führen, dadurch die Mischung des Nah- rungsbreies stören und die Verdauungstätigkeit negativ beeinflussen.

Die natürliche Mikro- flora verhindert das Eindringen von Krankheitserregern

Haut und Schleimhäute unseres Körpers werden norma- lerweise von einem dichten Bakterienrasen bedeckt. Die Zahl dieser Bakterien ist größer als die unserer Körperzel- len. Diese natürliche Mikroflora schützt uns vor dem Ein- dringen von Krankheitserregern. Ob im Nasen-Rachen- Raum, den Bronchien, der Lunge, dem Magen-Darm-Trakt oder den Harn- und Geschlechtsorganen, jeder Abschnitt ist von einer eigenen Bakterienflora besiedelt.

Während die Ausdehnung der Haut nur gut zwei Quadrat- meter und die Innenfläche der Lunge mit allen Lungen- bläschen etwa 80 Quadratmeter umfaßt, beträgt die Gesamtoberfläche der Darmschleimhäute mit den Darm- zotten 300–400 Quadratmeter. Damit ist der Darm das Or- gan mit dem intensivsten Kontakt zur Umwelt.

Diese innige Lebensgemeinschaft (Symbiose) zwischen dem Menschen und den über 500 verschiedenen Mikro- benarten im Darm ist für unsere Gesundheit und unser

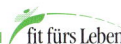
Wohlbefinden von grundlegender Bedeutung. Jede Verän-
derung dieses Gleichgewichtes führt zu entsprechenden
Störungen. Aus diesem Grund sind etwa 80 Prozent unseres Abwehrsystems an den Darmschleimhäuten angesie-
delt. Alle Nährstoffe, die der Körper zum Leben benötigt,
werden hier resorbiert, schädliche Substanzen müssen
isoliert und zurückgehalten werden. Das sogenannte
Darm-Lymphsystem besitzt dabei eine entscheidende
Steuerungsfunktion. Der ständige Kontakt mit den physiologischen Keimen trainiert das Immunsystem.

Der ständige Kontakt
mit Keimen trainiert
das Immunsystem

Die Bakterienflora, der Stoffwechsel, das Immunsystem
und das vegetative Nervensystem bilden eine Einheit, die
über verschiedene Informationssysteme und über Boten-
stoffe auf vielfältige Weise eng miteinander verbunden ist.
Wird durch die Einwirkung schädlicher Substanzen, Medikamente oder falscher Ernährung die intakte Barriere an
den Darmschleimhäuten aus dem Gleichgewicht gebracht
oder gar zerstört, können sich Reizungen und Entzündungen entwickeln. Die Durchlässigkeit der Schleimhäute
wird erhöht, und es dringen vermehrt unerwünschte Keime, Toxine, Schadstoffe, Stoffwechselgifte oder Allergene
in den Körper ein. Je länger dieser Zustand anhält, desto
stärker wird das Immunsystem überfordert und zusätzlich
geschwächt. Mit der Zeit können sich Unverträglichkeiten
gegenüber immer mehr und immer neuen Substanzen entwickeln. Die sich »aufschaukelnde Entzündungskaskade«
äußert sich dann in Krankheiten des allergischen Formen-
kreises wie Neurodermitis, Heuschnupfen, Asthma, Nahrungsmittelallergien, Migräne oder einer erhöhten Infektanfälligkeit.

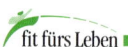
Der »innere Arzt« mobilisiert die Körperkräfte

Auch die Verbindungen zwischen Darm und Leber sind enger als lange Zeit vermutet. Durch Bakteriengifte und Stoffwechselbelastungen aus dem Darm können auch die Leberzellen geschädigt werden. Gelingt es, diesen Mechanismus der ständigen Selbstvergiftung zu unterbrechen, kann der »innere Arzt« die regulierenden Kräfte des Körpers mobilisieren.

Während eines Heilfastens z.B. wird der Verdauungstrakt über längere Zeit entlastet und kann sich dadurch regenerieren (siehe Kapitel »Entschlacken durch Fasten«). Durch eine intensive Darmreinigung wird er von Ablagerungen und Giftstoffen befreit, und eine gesunde Vollwertkost stärkt anschließend langfristig die Darmfunktionen.

Colon-Hydro-Therapie

Bei der Colon-Hydro-Therapie wird der Dickdarm mit körperwarmem Wasser, ggf. unter Zugabe von Sauerstoff, gespült. Auf wirksame Weise werden dadurch angesammelte Stuhl- und Fäulnisreste von den Wänden des Darmes gelöst und entfernt. Dieser natürliche Säuberungsprozeß bewirkt, daß Symptome, die entweder direkt oder indirekt von Funktionsstörungen des Darmes stammen, beseitigt werden.[6]

[6] *Bei welchen Beschwerden die Colon-Hydro-Therapie durchgeführt wird, erfahren Sie in dem Buch von Dr. Thomas Schultz-Wittner »Das Buch der ganzheitlichen Darmsanierung. Gesund durch Colon-Hydro-Therapie«. Eine Darmreinigung, die Sie zu Hause durchführen können, beschreiben Nicole Eschmann und Dr. Devanando O. Weise in ihrem Buch »Die sanfte Darmreinigung zu Hause. Mit Ayurveda zu neuem Wohlbefinden«.*

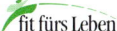
1. »Schlechte Verdauung

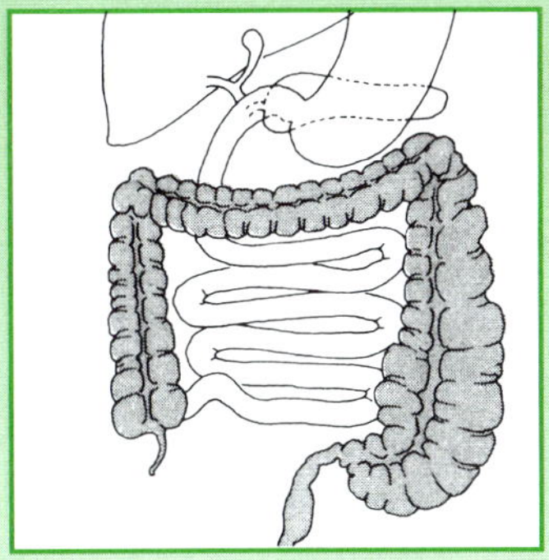

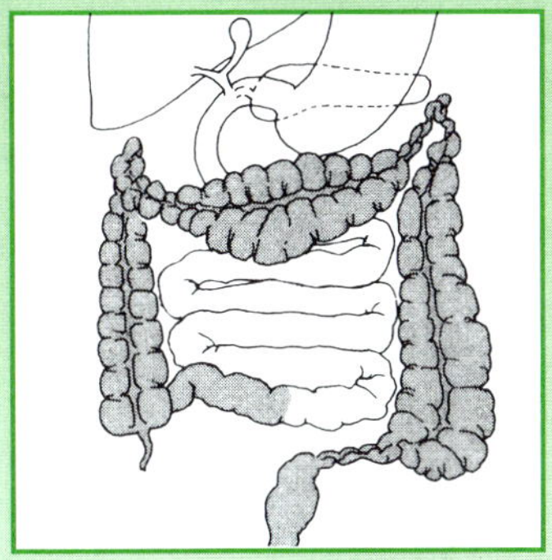

2. Der typische Zivilisationdarm

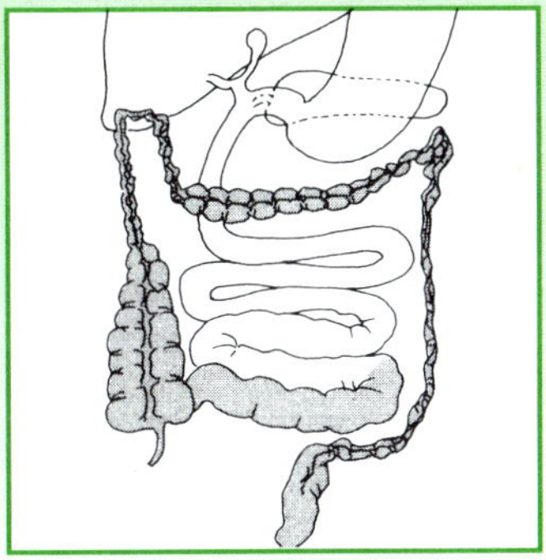

3. Verkrampfter Dickdarm

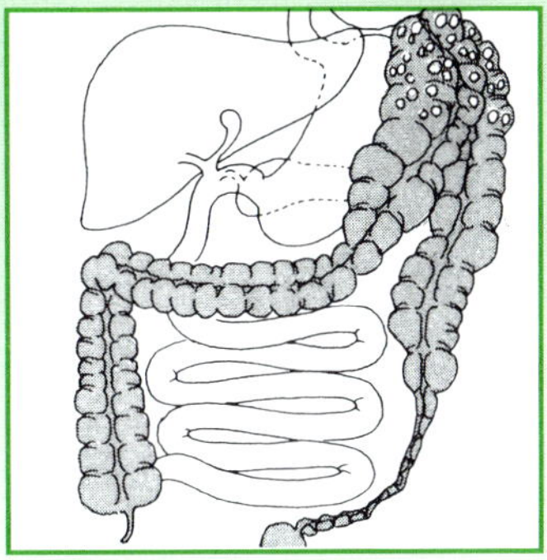

4. Blähdarm

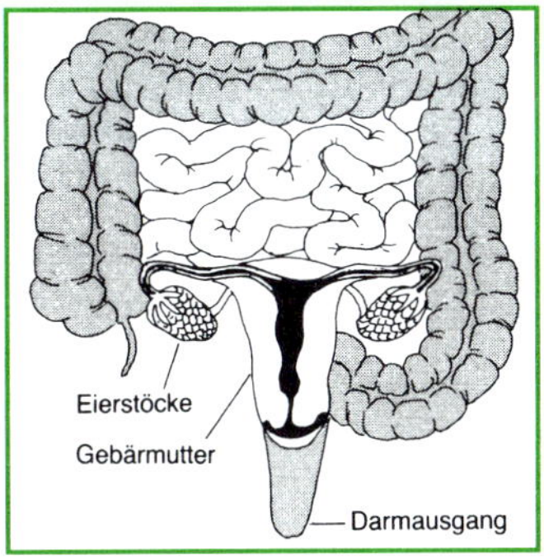

Eierstöcke

Gebärmutter

— Darmausgang

5. Normaler Dickdarm

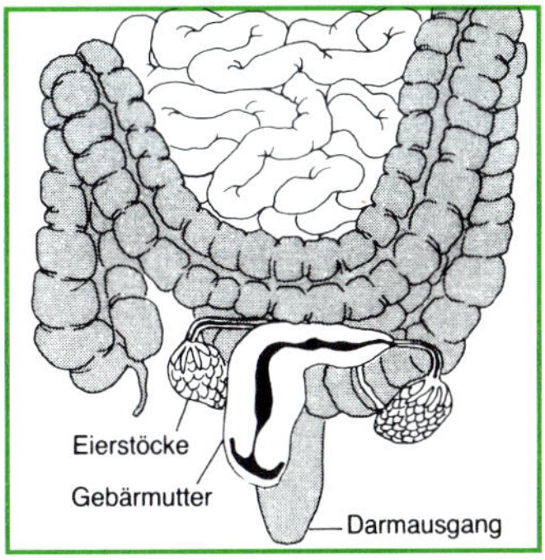

Eierstöcke

Gebärmutter

— Darmausgang

6. Senkung des Querdickdarms

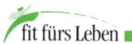
Der Patient liegt bequem in Rückenlage auf einer Behandlungsliege. Durch ein Kunststoffröhrchen fließt Wasser mit körperwarmer Temperatur und kaum spürbarem Druck in den Darm ein. Über ein geschlossenes System werden das Wasser und der gelöste Darminhalt durch einen Abflußschlauch wieder nach draußen geleitet. Der Behandler ertastet vorhandene Problemzonen und kann über eine sanfte Bauchmassage das einfließende Wasser verstärkt in diese Bereiche lenken. Dieser Vorgang wird mehrere Male wiederholt; die gesamte Behandlung dauert ca. eine dreiviertel Stunde.

Ausgeschiedene Bakterien bilden sich schnell wieder nach

Durch die Colon-Hydro-Therapie erfolgt eine intensive und gründliche Reinigung und Sanierung des Dickdarmes. Die auflösende Wirkung des Wassers und der wechselnde Warm- bzw. Kaltreiz auf den Darm durch Variation der Wassertemperatur bewirken eine Aktivierung des vegetativen Nervensystems und verstärken die Durchblutung der Bauchorgane. Die Spannkraft der erschlafften Darmmuskulatur wird erhöht. Der angesammelte Darminhalt kann wieder besser befördert werden. Die Befürchtung, wertvolle Bakterien könnten durch die Ausscheidung verlorengehen, ist unbegründet. Durch die extrem hohe Zahl an Bakterien und ihre schnelle Vermehrung bilden sich ausgeschiedene Bakterien sehr schnell wieder nach.

Die Colon-Hydro-Therapie verursacht im allgemeinen keine Beschwerden und wird von den meisten Patienten als äußerst wohltuend und angenehm empfunden.

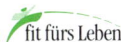
Das Gymna-Colon-Bad

Das Gymna-Colon-Bad ist wegen seiner gut konstruierten Apparatur das einzige Verfahren, das eine absolut physiologische Abwicklung des Entleerungsvorganges gewährleistet. Bei der Bezeichnung *Gymna-Colon* handelt es sich um eine Kombination der Worte *Gymnastik* und *Colon* (Dickdarm). Das Wechselspiel von Einfließen und Entleeren wirkt wie eine innere Gymnastik und unterscheidet sich grundsätzlich von anderen Einläufen.

Ein Wechselspiel von Einfließen und Entleeren

50- bis 60mal zieht sich der Darmkanal während einer Behandlung zusammen. Dadurch wird er trainiert und gekräftigt. Das nach dem Wiener Arzt *Dr. von Borosini* entwickelte Bad hat seit seiner Einführung in den 20iger Jahren erstaunliche Heilerfolge erzielen können und sich auch bei uns seit Jahrzehnten bewährt.

Die Colon-Hydro-Therapie und das Gymna-Colon-Darmbad ermöglichen eine wirksame Behandlung bei vielen darmbedingten Beschwerden, vor allem bei der chronischen Stuhlverstopfung und ihren Folgeerscheinungen. Beide unterstützen die Ausheilung von Magen-, Leber-, Galle-, Bauchspeicheldrüsen- und Dickdarmerkrankungen. Auch allergische Syndrome, rheumatische Beschwerden, starke Müdigkeit, Konzentrationsmangel, Depressionsneigung, soweit sie Folge einer chronischen Selbstvergiftung über den Darm sind, werden gebessert. Begleitendes Heilfasten und eine Symbioselenkung (Präparate zum Aufbau einer gesunden Bakterienflora) unterstützen den Erfolg der Darmbehandlung.

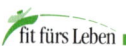
Erfolge bei chronischen Gelenkerkrankungen

Bewegungsarmut und einseitige Belastungen des Bewegungsapparates können zu Verspannungen und Verkürzungen der Muskulatur führen. Gelenk- und Rückenschmerzen, Abnutzungserscheinungen und die sogenannten »rheumatischen Beschwerden« sind die Folge. Sie beeinträchtigen heute das Wohlbefinden vieler Menschen.

Besonders bei chronischen Wirbelsäulen- und degenerativen Gelenkerkrankungen bewirkt eine Felke-Behandlung mit Lehm oftmals sehr positive Veränderungen. Dies liegt zum einen an dem thermo-physikalischen und mechanischen Verhalten des Lehms, zum anderen enthält Lehm einen besonders hohen Anteil an Silicium. Die Kieselsäure und ihre Salze sind wichtige Bestandteile des Bindegewebes und der Blutgefäße und für den Organismus unentbehrlich. Ein Mangel führt zu Bindegewebsschwäche, Haarausfall, Nagelwachstums- und Knochenbildungsstörungen.

Lehmanwendungen wirken entspannend und entzündungshemmend

Kühle Lehmanwendungen wirken vor allem entzündungshemmend, abschwellend und wärmeentziehend. Sie werden bei akuten Gelenkprozessen wie aktivierten Arthrosen, Sehnenscheiden- und Schleimbeutelentzündungen oder akuten Schüben einer Polyarthritis angewendet. Schwellung und Entzündungszeichen gehen im allgemeinen rasch zurück, und die Beweglichkeit der Gelenke verbessert sich.

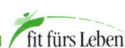
Warme Lehmanwendungen hingegen wirken bei chronischen Gelenk- und Muskelschäden entspannend. Verhärtungen und chronische Verkrampfungen werden gelöst, die Durchblutung der Gelenke wird gesteigert. Für alte Menschen und erschöpfte Patienten mit einem gestörten Wärmehaushalt ist die warme Lehmanwendung eine entspannende Wohltat.

Chronische Gelenkerkrankungen sollten keineswegs nur warm behandelt werden. Richtig dosiert können kühle Lehm- und Wasseranwendungen bei Arthrosen und anderen rheumatischen Beschwerden ebenso erfolgreich sein wie warme Anwendungen. Körperliche Bewegung, wie Gymnastik im Freien und in der Halle, Wassergymnastik, Schwimmen, Wandern und Laufen, fördert den Muskelaufbau und verbessert die Elastizität der Muskeln und Gelenke. Ein systematisch aufgebautes Trainingsprogramm unter fachlicher Anleitung, um auch die muskuläre und energetische Balance des Bewegungsapparates wiederherzustellen, ermöglicht optimale therapeutische Effekte. Durch Fehlhaltungen und Schmerzen werden vom Körper eine ganze Reihe von Schutzmechanismen aktiviert, die letztendlich für die Bewegungseinschränkungen und den »rheumatischen Schmerz« mit verantwortlich sind.

Auch Fasten und die Ernährungsumstellung auf eine säurearme vegetarische Vollwertkost haben sich bei vielen Patienten positiv ausgewirkt. Eine naturheilkundliche Beeinflussung des Immunsystems durch Thymus- oder Eigenblutinjektionen verbunden mit neuraltherapeutischen Behandlungen führen zu einer deutlichen Linderung der rheumatischen Beschwerden.

Auch kühle Lehmpackungen können rheumatische Beschwerden lindern

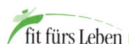
Lehm – die Alternative für Venenkranke

Lehmanwendungen sind für venenkranke Menschen, die warme Moor- oder Schlickbäder nicht vertragen, eine sinnvolle Alternative. Der betroffene Körperteil wird in ein Lehmbad getaucht. Die Temperatur des Lehmbreies liegt ca. zehn Grad unter der Haut-Temperatur des eingetauchten Körperteils und hat damit für Venenkranke eine angenehm kühlende Wirkung. Der Druck des Lehms wirkt auf die Gefäße der Beine entstauend und schmerzlindernd wie ein Kompressionsverband. Der Rücktransport des Blutes aus den Beinen wird gesteigert und die Wasserausscheidung gefördert. Während oder nach Beendigung der Anwendung kommt es zu keinerlei negativen Kreislaufreaktionen.

Der Druck des Lehms wirkt entstauend auf die Gefäße

Bei Unterschenkelgeschwüren wirkt der Lehm entzündungshemmend. Er saugt Wundsekrete auf und desinfiziert. Die Lehmkur ist besonders bei Venenerkrankungen hervorragend geeignet, Begleiterscheinungen wie Schmerzen, Spannungs- und Schweregefühl in den Beinen oder nächtliche Wadenkrämpfe zu beseitigen. Stauungsflecken oder Ekzeme und die sogenannten Besenreiser verschwinden oft dauerhaft. Durch die Kombination von Enzymen, pflanzlichen Venenmitteln, Lachesis-Präparaten[7] und einer Regulierung der Verdauungsfunktion werden oftmals langanhaltende Erfolge erzielt.

---

[7] *Lachesis ist ein homöopathisch aufbereitetes Schlangengift*

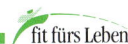
Ruhe und Entspannung – Balsam für die Seele

Psychovegetative Erschöpfungszustände, Infektanfälligkeit und vorzeitiger Leistungsabfall sind leider keine Seltenheit in unserer Gesellschaft. Eine erhöhte Nervenanspannung und permanenter Streß können nach längerer Zeit zu körperlichen Beschwerden führen. Die Aktivierung des Drüsensystems durch Empfindungen wie Kummer, Ärger und Aufregung bewirkt eine erhöhte Ausschüttung der Streßhormone Kortison und Adrenalin. Blutdruck, Puls und Blutfette steigen, der Muskeltonus wird erhöht, die Gerinnungsfähigkeit des Blutes nimmt zu. Kommt es infolge schnell wechselnder Streßbelastungen zu einer Art Daueralarm im Körper oder fehlt der harmonische Wechsel zwischen Anspannung und Entspannung, stellen sich vegetative und funktionelle Störungen ein. Symptome wie Angst, Reizbarkeit, innere Unruhe, depressive Verstimmung, Schlaflosigkeit können organische Beschwerden wie Appetitmangel, Verstopfung oder Durchfall, Engegefühl in der Brust, Herzrhythmusstörungen, Migräne oder Muskelschmerzen auslösen.

Der harmonische Wechsel zwischen Anspannung und Entspannung

Morgendliche Sitzreibebäder und tägliche Lehmbäder wirken aktivierend und harmonisierend auf die Haut, den Kreislauf und das vegetative Nervensystem. Der Stoffwechsel wird angeregt, die Abwehrkräfte werden gefördert und die regulierenden Kräfte im Körper aktiviert.

Der ausgiebige Aufenthalt in frischer Luft wirkt beruhigend und heilend auf Nerven und Psyche. Die UV-Einstrahlung des Lichts stimuliert die Vitamin-D-Bildung im Körper. Der ausgesprochen zwanglose und heitere Um-

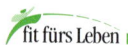
gang in der Gemeinschaft während einer Felke-Kur fördert die Lebensfreude. Streß und Hektik lösen sich auf. Die Patienten finden zu vollkommener Entspannung und tanken neue Lebenskraft. Auch nach schweren Erkrankungen oder persönlichen Veränderungen ist es wichtig, sich zu besinnen, zu sich selbst zu finden, um die eigene Situation neu bewerten zu können. Wer dafür Stille und Abgeschiedenheit sucht, ist an einem Kurort, abgeschirmt von der Medienwelt, von Radio und Fernsehen, gut aufgehoben.

Bei diesen Beschwerden hilft die Felke-Kur

- ☞ ernährungsabhängige Erkrankungen, insbesondere bei Übergewicht und den damit verbundenen Risikofaktoren
- ☞ organische und funktionelle Erkrankungen des Verdauungssystems, insbesondere bei chronischer Verstopfung und Nahrungsmittelallergien
- ☞ chronische Gelenk- und Wirbelsäulenerkrankungen
- ☞ vegetative Funktionsstörungen, psycho-vegetative Erschöpfung, Rekonvaleszenz nach Krankheit und Operation, Infektanfälligkeit, vorzeitiger Leistungsabfall
- ☞ Hauterkrankungen wie Akne, Ekzeme, Neurodermitis und Schuppenflechte
- ☞ Regelstörungen und Beschwerden der Wechseljahre
- ☞ chronische Herz- und Kreislauferkrankungen, arterielle und venöse Durchblutungsstörungen, Stauungszustände, stabile Angina pectoris und nach altem Myocardinfarkt, Blutdruckanomalien
- ☞ zur Vorsorge und Regeneration
- ☞ zur Abhärtung und Steigerung der körpereigenen Abwehrkräfte
- ☞ zur Wiedererlangung von Vitalität und Lebensfreude

Gegenanzeigen:

- ☞ alle akuten Erkrankungen, die eine Behandlung im Krankenhaus erfordern
- ☞ alle infektiösen und psychiatrischen Erkrankungen
- ☞ dekompensierte Herzerkrankungen und instabile Angina pectoris

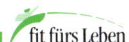

5. Kuren mit den Elementen der Natur

Stärkung durch Licht, Luft und Bewegung

Die Idee des Schweizers *Arnold Rikli,* sich unbekleidet der Witterung und dem Sonnenlicht auszusetzen, griff Pastor *Felke* auf und empfahl, Licht- und Luftbäder vor und nach den Lehmanwendungen durchzuführen.

Herausragendes Merkmal der Felke-Kurhäuser sind weiträumige, von der Außenwelt abgeschirmte und nach Geschlechtern getrennte »Luftbadeparks«. Diese Parks sind mit Liegewiesen, Lehmbädern und Wasserplätzen ausgestattet und ermöglichen es, ausgiebig das Licht, die Luft und die Sonne zu genießen. Wärmende Sonnenstrahlen, erfrischende Winde, ja vielleicht sogar der leicht herabrieselnde Regen auf die unbekleidete Haut aktivieren die Lebenskräfte. Wie bei allen Klimakuren fördern vor allem die stark wechselnden Reize im Frühling und Herbst die Anpassungsmechanismen des Körpers.

Der gut dosierte Aufenthalt in Licht, Luft und Sonne hat einen positiven Einfluß auf die regulativen Vorgänge des Körpers und wird auch von geschwächten Personen gut vertragen. Von intensiven Sonnenbädern ist, besonders in der Mittagszeit, abzuraten. Der Aufenthalt in frischer Luft wirkt anregend und abhärtend. Die milden, ständig wechselnden Temperaturreize der Luft wirken über die Hautnerven und Blutgefäße der Haut auf das Herz, den Kreislauf und den Blutdruck regulierend. Für den unbekleideten Körper ist das Luftbad wie eine milde Kaltanwendung. Die geringe Wärmeleitfähigkeit der Luft sorgt jedoch dafür, daß dem Körper kaum Wärme entzogen wird. Ein leichtes Frösteln bedeutet keine gesundheitliche Gefahr,

Die wechselnden Temperaturreize haben eine positive Wirkung auf den Körper

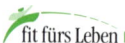

sondern kann durch aktive Bewegung und vertieftes Atmen vertrieben werden.

Da sich die Wirkung der Luft mit der des Lichts verbindet,
kommen beim Licht-Luftbad photochemische und thermische Wirkungen hinzu. Im Sonnenlicht ist im Gegensatz
zur künstlichen Beleuchtung das gesamte Farbspektrum
des Regenbogens enthalten. Zusätzliche Effekte entstehen
durch Reflexstrahlung und elektromagnetische Kräfte der
Erdoberfläche und der Atmosphäre sowie durch Infrarot-
und Ultraviolettstrahlung. Die Ultraviolettstrahlung regt
die Vitamin-D-Bildung im Körper an. Licht und Luft haben
nachgewiesenermaßen positive Auswirkungen auf die
Blutbildung. Der Kreislauf und die Atmung werden angeregt, der Stoffwechsel wird aktiviert und die Sauerstoff-
aufnahme erhöht.

Die Naturelemente stärken die Abwehrkräfte unseres Körpers

Die Naturelemente stärken die Abwehrkräfte unseres Körpers. Aber auch unser Seelenleben wird von Witterungs-
faktoren stark beeinflußt. Der ungezwungene Aufenthalt
in den Badeparks hellt die Stimmung auf und wirkt belebend. Da man während der Felke-Kur stark der wechselnden Witterung ausgesetzt ist, können die aufbauenden
Kräfte der Natur ihre heilsame Wirkung intensiv entfalten.
Besonders Stimmungsschwankungen, Wetterfühligkeit,
Infektanfälligkeit und vegetative Störungen, Neigung zu
kalten Händen und Füßen werden positiv beeinflußt.

Atmen heißt leben

Sauerstoff dient nicht nur der Atmung, sondern auch der
Harmonisierung aller Körperfunktionen. Wer richtig at-
met, lebt intensiver. Nach der Yoga-Lehre nimmt man

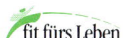
durch das Atmen *Prana,* d.h. Lebenskraft, kosmische Energie und Bewußtsein auf. Viele Menschen haben verlernt, richtig zu atmen. Die Folgen eines chronischen Sauerstoffmangels sind Müdigkeit, Erschöpfung und vegetative Störungen. Die richtige Atemtechnik, die tiefe Bauchatmung, verbessert die Sauerstoffauswertung und die Abgabe von Kohlensäure. Aber auch jede körperliche Bewegung wirkt vertiefend und anregend auf die Atemfunktionen.

Bewegung als Medikament

Körperliche Bewegung, Grundeigenschaft des Lebens und wichtigster Reiz für Muskeln, Sehnen, Bänder und Gelenke, kommt im normalen Tagesablauf immer weniger vor. Unser Alltag vollzieht sich in der Regel zwischen Autositz, Schreibtischstuhl und Fernsehsessel. Der Energiebedarf unseres Muskelsystems ist dementsprechend seit der Jahrhundertwende um über 90% gesunken. Da die Skelettmuskulatur, mit 40 Prozent der Körperzellen unser größtes Organsystem, bei Bewegungsmangel weniger Energie

Mangelnde Bewegung wirkt sich negativ auf die Gesundheit aus

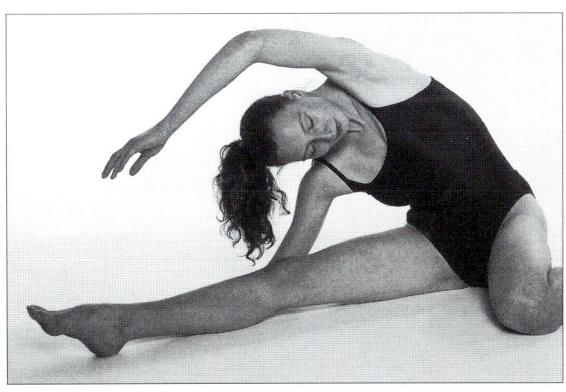

Bewegung steigert den Energiefluß

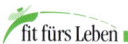
umsetzt, werden die anfallenden Nährstoffe nur unzureichend verwertet. In der Folge steigen der Blutzuckerspiegel, die freien Fettsäuren im Blut und die Stoffwechselprodukte an. Die Leistungsfähigkeit von Herz, Kreislauf, Lunge und Gefäßen, die ebenfalls für die Muskulatur arbeiten, nimmt durch die Minderbeanspruchung langfristig ab.

Auf Verspannungen nicht mit Schonung reagieren

Muskelverkürzungen, Verspannungen und Bewegungsmangel führen zu schlechterer Durchblutung und zu Abnutzungserscheinungen. Auf entstehende Schmerzen wird meistens mit Schonung und Fehlhaltung reagiert: Der Teufelskreis schließt sich. Die Ausbildung und Erhaltung von Beweglichkeit, Gewandtheit und Ausdauer sollten vorrangige Ziele der Gesunderhaltung sein. Regelmäßige Bewegung erhöht das Sauerstoffangebot, senkt den Sauerstoffbedarf, verbessert die Fließeigenschaften des Blutes und wirkt entspannend.

Wiederkehrende Bewegungsabläufe und energiefreisetzende Aktivitäten wie Laufen, Schwimmen, Skilanglauf, Wandern oder Radfahren sind kreislaufanregend. Die Koordination läßt sich am besten durch Ballspiele, Yoga, Tai Chi, Qigong oder rhythmische Gymnastik-Übungen fördern.

Entgiften durch Fasten

Eine vegetarische Ernährung, kombiniert mit kürzeren oder längeren Fastenkuren, trägt ebenfalls zu körperlicher und geistiger Fitneß bei. Nahrungsaufnahme und kurze Fastenzeiten wechseln sich so selbstverständlich während des Tagesverlaufes ab, daß wir uns kaum noch Gedanken darüber machen. Treffend wird im Englischen das Früh-

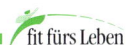
stück nach der nächtlichen Nahrungkarenz »break-fast« – Fastenbrechen – genannt.

Kranke Kinder verweigern oft instinktiv jede Nahrungs-aufnahme, um den Körper von der Verdauungsarbeit zu entlasten und alle Kraft in die Bewältigung der Krankheit zu investieren. Eine tage- bis wochenlange Nahrungsent-haltung gehört bei vielen Tierarten zum natürlichen Le-bensrhythmus und hat über Jahrtausende auch das Leben der Menschen geprägt. Aus vielen Kulturen sind daher ver-schiedene Fastenrituale überliefert. Alle großen Religions-Stifter haben kürzere oder längere Fastenperioden als »Opfer-Reinigungs-Phasen« oder zur »Läuterung« in ihre Lehren einbezogen.

In seiner vollendetsten Form bedeutete Fasten den Sieg über den Körper, um sein Leben höheren geistigen oder religiösen Zielen zu widmen. Seine Bedeutung als natür-lichstes Naturheilmittel hat das Fasten bis heute nicht ver-loren. Fasten heißt freiwillig zu verzichten, um dadurch neue Erfahrungen, Selbsterkenntnis, erhöhte Leistungs-fähigkeit und Wohlbefinden zu gewinnen.[8]

Durch Verzichten mehr Selbsterkenntnis

Heilfasten nach Buchinger

Das Heilfasten nach Buchinger, bei dem ein bis drei Wo-chen nur Tee, Obst- und Gemüsesäfte aufgenommen wer-den, ergänzt die Felke-Therapie in idealer Weise. Heilfa-sten kann unter erfahrener ärztlicher Leitung bei einem großen Teil aller Krankheiten eine Regeneration und Bes-

[8] *Dr. Paul und Patricia Bragg, »Wunder des Fastens. Fitness und Jugend durch individuell richtiges Fasten«.*

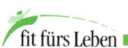
serung der Beschwerden herbeiführen, da ca. 80 Prozent die Folge von Über- und Fehlernährung sowie einer falschen Lebensführung sind.

Heilfasten entlastet den Körper, hilft ihm gründlich zu entgiften und mit sich »ins Reine« zu kommen. Es fördert die Regeneration der Gewebe, trainiert die Anpassungsmechanismen und hat eine unvergleichliche Tiefenwirkung auf Körper, Geist und Seele.

Die Fastenkur mit ein bis zwei Rohkost-Tagen einleiten

Es ist sinnvoll, eine Fastenkur durch ein bis zwei Rohkost-Tage einzuleiten. Am ersten Fastentag wird der Darm gereinigt. Dazu werden ca. $1^3/_4$ Liter Glauber- oder Bittersalzlösung schluckweise getrunken. Diese salinische Lösung reinigt den Darm hervorragend und schaltet ihn von der Nahrungsaufnahme auf die Ausscheidung um. Nach der Darmreinigung werden nur noch Kräutertees, Wasser, Gemüsebrühen und frisch gepreßte Obst- und Gemüsesäfte, eventuell mit Vitaminen, Mineralstoffen und 20 g Honig gemischt, getrunken. Insgesamt beträgt die tägliche Kalorienaufnahme ca. 350 bis 400 Kilokalorien.

Der Organismus schaltet innerhalb weniger Tage ohne Hungergefühle von »äußerer« auf »innere« Ernährung um, indem er körpereigene Fett- und Eiweißspeicher entleert. Die bei diesem Säuberungsprozeß freiwerdenden Stoffwechselprodukte und Giftstoffe werden über Lunge, Leber, Galle, Darm, Nieren und Haut ausgeschieden.

Lehmbäder und Lehmpackungen unterstützen den fastenden Organismus in seinem Bemühen, Toxine und überschüssige Säuren über die Haut auszuscheiden. Der

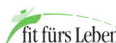
Aufenthalt im Luftbadepark regt die Entgiftungsfunktionen ebenso an, wie alle anderen stoffwechsel- und kreislaufwirksamen Felke-Kurmittel. Mehrmals tägliche Gymnastikübungen sowie ausgedehnte Wanderungen stabilisieren den Kreislauf und vitalisieren den Fastenden. Massagen, Reflexzonenbehandlungen, Lymphdrainagen und Saunabäder entstauen zusätzlich das Bindegewebe.

Zwei bis drei Liter Flüssigkeit in Form von Wasser und Tee lösen die auszuscheidenden Giftstoffe und die durch das Fasten vermehrt anfallende Harnsäure aus dem Gewebe. Während der Mittagsruhe sorgt ein feuchtwarmer Heublumensack auf der Leber für eine bessere Durchblutung dieses zentralen Stoffwechselorgans. Die Leber wird während des Fastens zwar von Genußgiften, Medikamenten und ernährungsbedingten Stoffwechselaufgaben weitgehend entlastet, muß aber die Hauptarbeit der Entgiftung alter, angehäufter Stoffe leisten.

Bewegung vitalisiert den Fastenden

Eine gründliche Darmpflege während der gesamten Fastenzeit ist besonders wichtig. Obwohl keine feste Nahrung aufgenommen wird, entleeren sich erhebliche Mengen Darminhalt oft noch nach zwei- bis dreiwöchigem Fasten. Durch regelmäßige Einläufe und Darmbäder werden die giftig wirkenden Zersetzungsprodukte aus dem Darm entfernt. Eine wertvolle Unterstützung ist die Colon-Hydro-Therapie und das Gymna-Colon-Darmbad. Eine ein- bis zweimal wöchentliche sanfte Infusion mit körperwarmem Wasser löst im Darm auch hartnäckige Ablagerungen, säubert ihn intensiv und entlastet dadurch auch die Leber. Diese Therapie ist besonders ratsam, wenn bereits

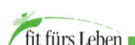
eine chronische Verstopfung oder andere Darmprobleme bestehen.[9]

Die Gewichtsabnahme beträgt während einer Fastenkur durchschnittlich 500 g pro Tag bei Männern und 400 g bei Frauen. Schlanke Menschen nehmen mitunter während des Fastens nur wenig oder gar kein Gewicht ab.

Fastenzeit – Chance zu Sammlung und Besinnung

Auch Geist und Seele sollten während der Fastenzeit zur Ruhe kommen, sich von Vergangenem lösen, regenerieren, auftanken und sich auf Wesentliches besinnen. Gönnen Sie sich bewußt gute, befreiende Gedanken, angenehme Gespräche und Ruhe.

Die Fastendauer richtet sich nach den individuellen Zielen

Die Fastendauer richtet sich ganz nach den individuellen Voraussetzungen und Bedürfnissen. Je nachdem, ob ein Heilfasten medizinisch verordnet wurde oder der persönliche Wunsch nach Entgiftung, Entschlackung, Gewichtsreduktion oder Besinnung die Fastenkur bestimmt, beträgt die Dauer eine bis mehrere Wochen.

Die Aufbautage nach dem Fasten

Georg Bernard Shaw sagte einmal: *»Jeder Dumme kann fasten, aber nur der Weise kann das Fasten richtig brechen.«* Dieser Ausspruch zeigt die Wichtigkeit, die die Aufbauzeit nach dem Fasten besitzt. Für viele Fastende ist es der krönende Abschluß ihrer Fastenzeit, wenn endlich der

[9] *Dr. Norman Walker, »Darmgesundheit ohne Verstopfung«; Dr. Thomas Schultz-Wittner, »Das Buch der ganzheitlichen Darmsanierung«*

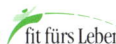
lang ersehnte gedünstete Apfel duftend auf dem Teller liegt, und dann langsam und genüßlich, möglichst mit Schale und Gehäuse, verzehrt wird. Oft stellen sie dann aber enttäuscht fest, daß sich schon nach wenigen Bissen ein ausgeprägtes Sättigungsgefühl einstellt.

Nach dem Fasten folgen mehrere Aufbautage mit kleineren Portionen leicht verdaulicher und biologisch hochwertiger Nahrung. Je länger die Fastenzeit gedauert hat, desto mehr Übergangstage – zwischen drei und fünf Tagen – sind erforderlich. Nachdem die Verdauungsorgane während des Fastens entlastet worden sind, werden sie nun durch den langsamen Kostaufbau mit eingeweichten Pflaumen, Knäckebrot, etwas Quark, kleinen Salatportionen, salzlosen Kartoffeln, Obst, Getreide- oder Gemüse-Suppen wieder an Nahrung gewöhnt.

Nach dem Fasten wird die Nahrung wieder langsam eingeführt

Eine häufig gemachte Erfahrung nach der Fastenzeit ist die geringere Nahrungsaufnahme und die sensibleren Geschmacksempfindungen. Langsames und bewußtes Kauen der Lebensmittel sowie eine gepflegte Eßkultur werden der besonderen Aufbauzeit nach dem Fasten gerecht.

Fasten mit Hilfe der Bioelektrischen Impedanz-Analyse (BIA)

Die Bioelektrische Impedanz-Analyse (BIA) ist ein einfaches, doch sehr genaues Verfahren zur Messung wichtiger Parameter der Körperzusammensetzung. Während des Fastens lassen sich mit Hilfe der BIA der Ernährungszustand, der Wasserhaushalt und der Körperfettanteil sowie deren Veränderungen problemlos feststellen.

71

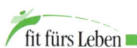
Die Messung erfolgt schnell und einfach. Über vier Hautelektroden an den Händen und Füßen wird ein homogenes elektrisches Feld mit konstanter Stromstärke und hoher Frequenz erzeugt. Die elektrischen Widerstände, die der Körper diesem Strom entgegensetzt, werden gemessen. Aus diesen Werten und weiteren Daten des Fastenden, wie Gewicht, Alter, Größe, Geschlecht, erfolgt dann die Analyse. Durch die qualitative Beurteilung von Veränderungen in Wasserhaushalt, Fettgewebe und Körperzellen kann der Arzt den Verlauf besonders längerer Fastenkuren überwachen und eventuell durch ergänzende Gaben von Eiweiß oder Mineralstoffen unterstützen. Dies kann bei Fastenden mit Normal- oder Untergewicht und bei großem Eiweißabbau sinnvoll sein.

Auch bei Stoffwechselentgleisungen, Fehlernährung, Reduktions-Diäten, Übergewicht sowie Herz- und Nierenerkrankungen ist durch die Dokumentation der Körperzusammensetzung mit Hilfe der BIA ein effizientes Ernährungsmanagement möglich.

Wann ist eine Fastentherapie erforderlich?

Fasten steigert die körperlichen Abwehrkräfte

Fasten eignet sich hervorragend zur Vorbeugung vor Zivilisationskrankheiten und Alterserscheinungen. Es führt zur Anregung und Steigerung der körperlichen Abwehrkräfte sowie der geistigen Leistungsfähigkeit. Fastenkuren haben einen positiven Einfluß auf die Einleitung einer langfristigen Gewichtsreduktion und Ernährungsumstellung und entlasten das Herz-Kreislaufsystem.

Medizinische Forschungen haben ergeben, daß Fasten Entzündungsreaktionen in Blut und Gewebe rasch lindern

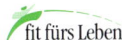
kann. Besonders Allergien, Hauterkrankungen, Migräne, rheumatische Beschwerden und allgemein chronisch entzündliche Prozesse lassen sich durch Fasten gut therapieren. Stoffwechsel- und Verdauungsstörungen, Diabetes mellitus, Fettstoffwechselstörungen, Bluthochdruck und erhöhte Harnsäure-Werte werden langfristig positiv beeinflußt.

Bei Krankheiten mit starken körperlichen Abbauzuständen und fehlenden Gewichtsreserven wie z.B. fortgeschrittenen Tumorerkrankungen, hohem Alter, soweit dies mit Schwäche und Abmagerung verbunden ist, bei Schilddrüsenüberfunktion und Psychosen sollte nicht gefastet werden.

Fit durch vegetarische Vollwertkost

Unsere Nahrung weist im allgemeinen einen zu hohen Anteil an Fett und Eiweiß auf. Aus diesem Grund ist ein Drittel aller Erkrankungen heute ernährungsabhängig. Durch eine Umstellung der Kost auf eine vegetarische Ernährung kann einer großen Anzahl von Krankheiten der »Nährboden« entzogen werden. Vollwerternährung schmeckt gut, tut gut, ist vielseitig und fördert unsere Gesundheit und unser Wohlbefinden. Entsprechend dem Rat des Ernährungsforschers *Kollath: »Laßt Eure Nahrung so natürlich wie möglich«,* wird dieses Konzept in der Felke-Therapie durch eine vitalisierende lacto-vegetabile Vollwertkost verwirklicht.

Vollwerternährung schmeckt gut, tut gut und ist vielseitig

Felke hatte sehr früh die Bedeutung einer gesunden Ernährung erkannt. Er orientierte sich dabei an den Erkenntnissen des Schweizer Arztes *Bircher-Benner* und

73

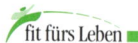
des schwedischen Ernährungsforschers *Ragnar Berg*. Gesunden Menschen riet *Felke*, jedes Vierteljahr wenigstens 14 Tage hintereinander von Früchten zu leben und wenigstens einen Tag im Monat zu fasten. Er empfahl, nur rohe Milch zu trinken. Erhitzte Milchprodukte hielt er besonders für chronisch Kranke für unverträglich. Brot- und Backwaren aus gebleichtem Mehl bezeichnete er als schädlich, obwohl er von Vitaminen und Mineralstoffen noch nichts wissen konnte. *Felke* bevorzugte Vollkornbrot. Es sollte gut gekaut werden, um das Gebiß zu kräftigen und die Verdauung zu entlasten.

Eine abwechslungs-reiche Kost besteht vorwiegend aus frischen Lebensmitteln

Eine abwechslungsreiche Kost besteht vorwiegend aus frischen und möglichst naturbelassenen Lebensmitteln. Der Speiseplan sollte vor allem aus pflanzlicher Frischkost, Getreideprodukten, Kartoffeln, natürlichen Fetten und Ölen mit geringem Anteil an gesäuerten Milchprodukten und einem hohen Gehalt an Rohkost bestehen. Die Lebensmittel stammen zumindest teilweise aus dem eigenen Garten oder anderen biologischen Anpflanzungen und werden der Saison gemäß ausgewählt und serviert. Die verschiedenen Obstsorten, Salate, Gemüse, Pellkartoffeln, Nüsse, Samen und Kräuter werden etwa zur Hälfte als Frischkost genossen. Sie liefern dem Körper zusammen mit den kaltgepreßten Pflanzenölen die notwendigen Vitamine, Mineral- und Ballaststoffe.

Gesäuerte Milchprodukte wie Joghurt, Bioghurt und Buttermilch in kleinen Mengen sorgen für Abwechslung, verschiedene Käsesorten ergänzen den Speiseplan und sorgen für eine ausreichende Zufuhr von 40–60 Gramm hochwertigem Eiweiß täglich. Das pflanzliche Eiweiß wird hauptsächlich durch Sojabohnen, Nüsse, Hülsenfrüchte,

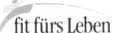
Weizenkeimlinge und die verschiedenen Getreidearten aufgenommen. Tierisches Eiweiß hingegen versorgt den Körper oftmals mit einem Vielfachen der benötigten Eiweißzufuhr und belastet damit den Stoffwechsel.

Schlemmen Sie sich gesund
Ein Speiseplan aus der Felke-Küche

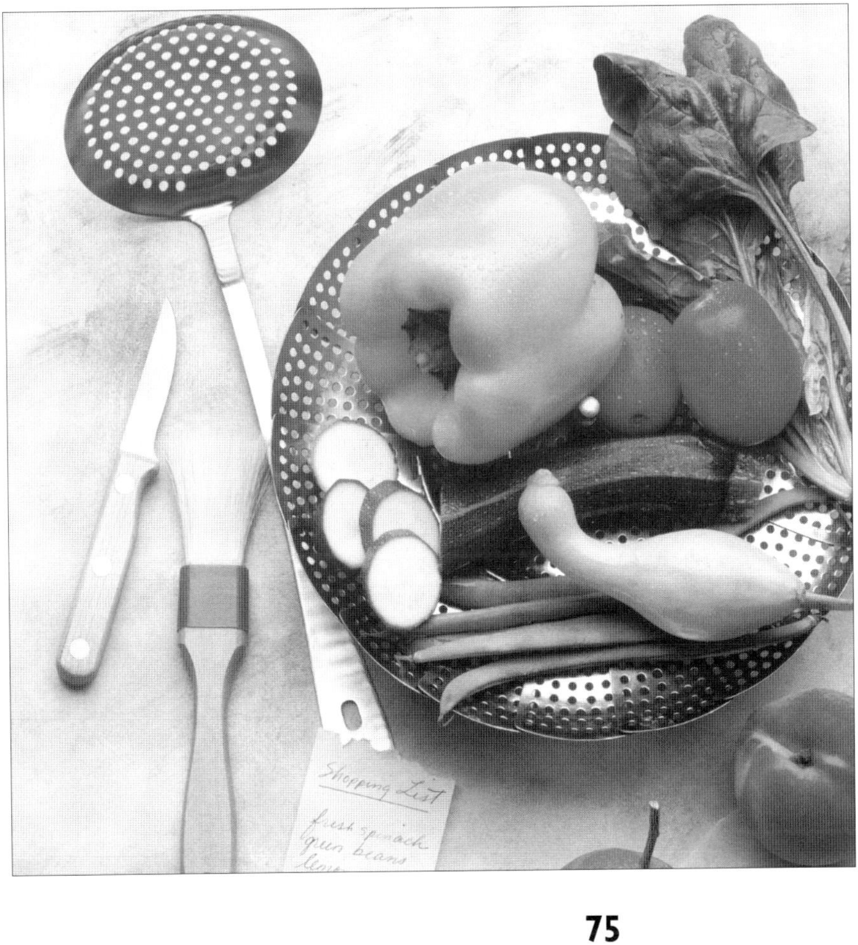

![Küchenszene mit Gemüse]

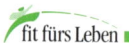

Frühstück

Morgens lockt ein liebevoll bereitetes Vollwert-Büfett zum Frühstück. Statt Bohnenkaffee oder Schwarztee werden duftende Kräutertees aus frischer Pfefferminze, Rosmarin, Nubienblüte, Brombeerblatt oder Lindenblüte sowie frisch gepreßte Obst- und Gemüsesäfte getrunken. Auch der wohlschmeckende Getreidekaffee mit etwas Sahne ist sehr beliebt.

Dazu bietet ein köstliches Bircher-Müsli mit frisch gequetschten Flocken, Nüssen, Sonnenblumenkernen, Leinsamen und Obst, der Jahreszeit entsprechend ausgewählt, eine sättigende Grundlage. Verfeinert mit Datteln, Rosinen, getrockneten Aprikosen, Milchprodukten oder ganz einfach mit einem Häubchen Ingwersahne wird das Müsli zur Delikatesse.

Als Aufstrich für das frisch gebackene Vollkornbrötchen oder die verschiedenen Sorten Vollkornbrot dienen Honig, selbstgerührtes Pflaumenmus, Quark oder pikante Gemüse-Pasteten.

Frühstücksbüfett

Dinkel oder Hafer, frisch gequetscht zur Flocke, in Wasser eingeweichte Demeter-Haferflocken

Joghurt, Sauermilch, Frischmilch, Sahne

Haselnüsse, Mandeln, Sonnenblumenkerne, Leinsamen, Sesam

frische Früchte der Saison

Rosinen, Datteln, Aprikosen, Ingwer, Vanille, Zimt

Dinkelbrötchen, versch. Sorten Vollkornbrot, Knäckebrot

Butter, Honig, Pflaumenmus

Gemüsepaste, Magerquark, Tofucreme

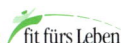
Mittagessen

Mittags weckt ein abwechslungsreiches Salatbüfett den Appetit. Bunte Blattsalate, Wurzelgemüse, Tomaten mit Mozzarella, Zucchini, Brokkoli, Sauerkraut, Kresse, Hülsenfrüchte, Keimlinge und Sprossen, Samen und Zwiebelringe bieten Vitamine pur. Verschiedene Salatdressings auf Öl- oder Sauermilchbasis mit Zitrone, Gewürzen und frischen Gartenkräutern wie Schnittlauch, Melisse, Sauerampfer, Basilikum, Dill, Schafgarbe und Petersilie runden den persönlichen Geschmack ab.

Als zweiter Gang folgt ein warmes Hauptgericht mit schonend gegarten Gemüsen, Getreidegerichten oder Naturkartoffeln, die als Bircher-Kartoffeln im Backofen oder auch als Pellkartoffeln zubereitet werden. Einmal wöchentlich steht ein leichtverdauliches Fischgericht zur Auswahl. Ein kleines Dessert krönt die Menüfolge und rundet die Gaumenfreuden ab.

Grüner Blattsalat, Wurzelsalate, Zucchini, Weißkohlsalat
Tomate–Mozzarella, Brokkoli, Blumenkohl, Chicoree, Fenchel
Sauerkraut, milchsaures Allerlei, Hülsenfrüchte
Basilikum, Dill, Schnittlauch, Minze, Borretsch, Thymian
Zwiebelringe, Sprossen und Keimlinge, Nüsse, Samen
verschiedene Hausdressings auf Öl- oder Sauermilchbasis

Salatauswahl

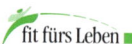
Vollwertige Hauptgerichte	gefüllte Aubergine, Pilzsojasoße, Wildreis, Gemüseteller
	Schwarzwurzeln, Kräutersoße, Petersilienkartoffeln, Käsesoufflé
	Grünkerngemüsebraten, Curcumasoße, Kohlrabischeiben
	Wirsingröllchen, Butterklößchen mit Meerrettich, Kartoffelpüree
	Arabischer Mandelreis, Zucchini-Tomatengemüse
	Hirsepfannkuchen mit Blattspinat
	Griechisches Gurkengericht mit Champignons und Tomatensoße
	Gefüllte Champignons, Wildreis mit Pilzsoße, Zuckererbsen
	frischer Stangenspargel, Käsepiroggen, Rosmarinkartoffeln
	Gerstenschnitte, Käsesoße, Karotten und Erbsen
Dessertvarianten	Avocadocreme mit Grand Manier
	Bananenmousse mit Fruchtcreme
	Hirsespeise mit Aprikosenpüree
	Weinapfelschnitze mit Vanilleschaum
	Heidelbeer-Vanille-Becher
	Quark-Brombeer-Creme
	Dinkel-Apfelstrudel mit Vanillesoße
	Sanddorncreme mit Dinkelkeks
	Sesamkugeln mit Kiwischaum
	Sorbet mit Fruchtkomposition

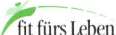
Abendessen

Das Abendessen besteht meist aus frischem Obst oder einem Salatteller, dazu gibt es z.B. eine Sauerampfersuppe, ein leichtes Hirse- oder Buchweizengericht, einen Gemüseteller mit Basilikumkartoffeln oder weitere phantasievoll angerichtete vegetarische Köstlichkeiten.

Grünkern mit Tomatenvierteln und Mangoldstreifen

Dinkelspätzle mit Knoblauchbutter und Kräutern, Salat

Linsensprossenpfannkuchen, Gemüseauswahl

Hirseteller mit Gemüsen der Saison

Basilikumkartoffeln, Kräuterquark, Blattsalat

Minestrone mit Haferklößchen

Gemüsekuchen, Knoblauchcreme

Kartoffelgratin mit Mozzarella, bunter Blattsalat

Abendgerichte

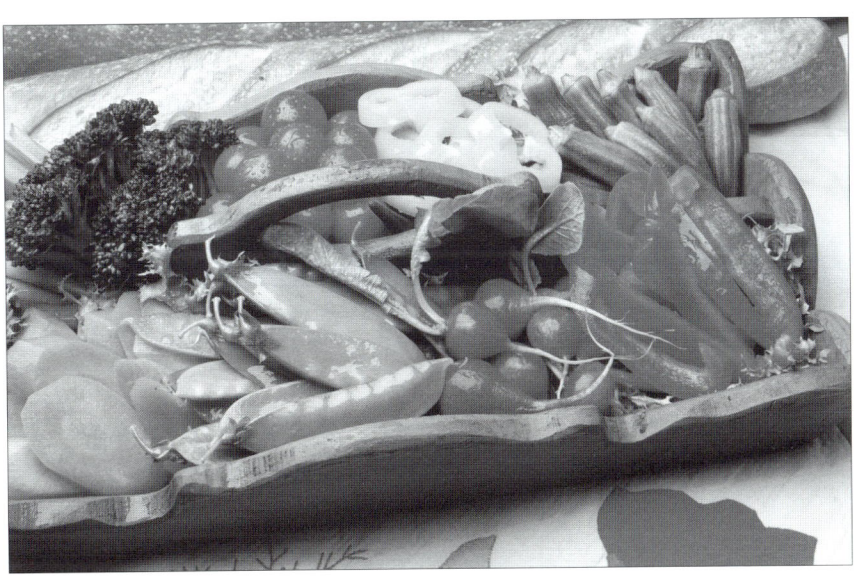

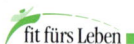

Gesunde Rezepte für zu Hause

Leichte Minestrone

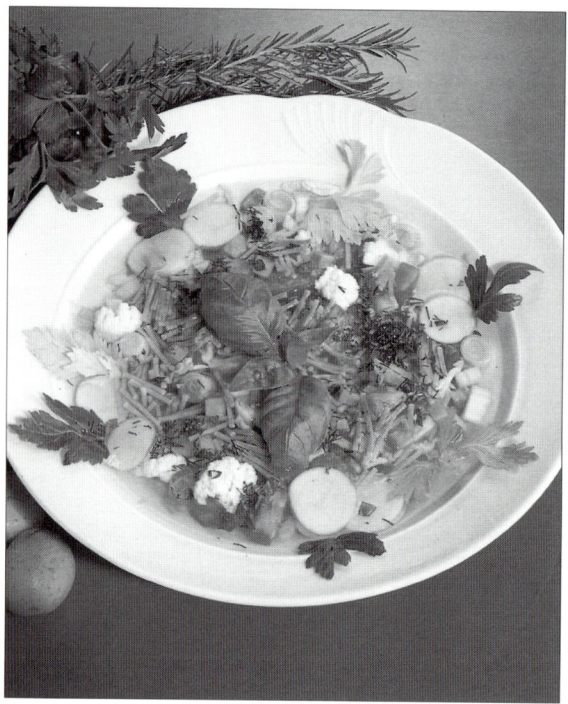

Leichte »Minestrone«

2 Portionen
¹/₂ l Gemüsebrühe
2 mittelgroße Karotten
1 Stan. Staudensellerie
2 rote Zwiebeln oder
  Schalotten (gehackt)
1 Knoblauchzehe
  (gehackt) – wenn
  gewünscht
1 Tasse Erbsen
1 Stange Frühlingslauch
4 neue Kartoffeln
3–4 Blumenkohlröschen
2 Fleischtomaten
50 g Vollkorn- oder
  Gemüsespaghetti
¹/₂ Tasse gehacktes
  Basilikum
¹/₂ Tasse geh. Kerbel
¹/₂ Teelöffel getrock-
  neter Majoran

Dünsten Sie in einem großen Suppentopf die Zwiebeln (und Knoblauch) goldgelb an. Fügen Sie dann das kleingeschnittene Gemüse hinzu und lassen es etwa 2 Minuten mit andünsten. Danach füllen Sie das Gemüse mit Gemüsebrühe auf, geben die Vollkorn-Spaghetti (klein zerbrochen) dazu und lassen alles 15 Minuten leicht köcheln. Zum Schluß schmecken Sie die Suppe mit gehackten Kräutern ab.

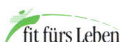

Blumenkohl-Cremesuppe

3–4 Portionen
3 Eßlöffel naturbelassenes Distelöl
1 Zwiebel
2 Stangen Sellerie
2 Köpfe Blumenkohl
6 Tassen Wasser
2 Gemüsebrühwürfel
¹/₂ Teelöffel Kräutergewürz
¹/₄ Teelöffel Thymian
1 Eßlöffel Butter

Erhitzen Sie das Öl bei niedriger Temperatur in einem großen schweren Suppentopf. Zwiebel und Sellerie hacken und ins Öl geben, umrühren und leicht bei niedriger Hitze schmoren lassen, so daß das Gemüse zwar weich, aber nicht braun wird. Entfernen Sie die dicken Blumenkohlstiele, und zerteilen Sie den Kopf in kleine Röschen. Geben Sie den Blumenkohl in den Topf, und füllen Sie das Gemüse mit Wasser auf. Bringen Sie die Suppe zum Kochen, und fügen Sie den Gemüsebrühwürfel und die Gewürze hinzu. Wenn der Brühwürfel sich aufgelöst hat, schalten Sie die Temperatur zurück und lassen die Suppe zugedeckt 20 Minuten köcheln.

Nehmen Sie 2 Tassen Blumenkohlröschen heraus, und geben Sie das restliche Gemüse sowie einen Teil der Brühe in den Mixer. Auf höchster Stufe cremig pürieren. Geben Sie das Püree und die beiseite gestellten Röschen zur restlichen Brühe in den Topf. Gut mischen und die Suppe kurz zum Kochen bringen. Die Butter zugeben und solange umrühren, bis sie geschmolzen ist.

81

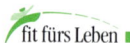
Avocado- Gazpacho

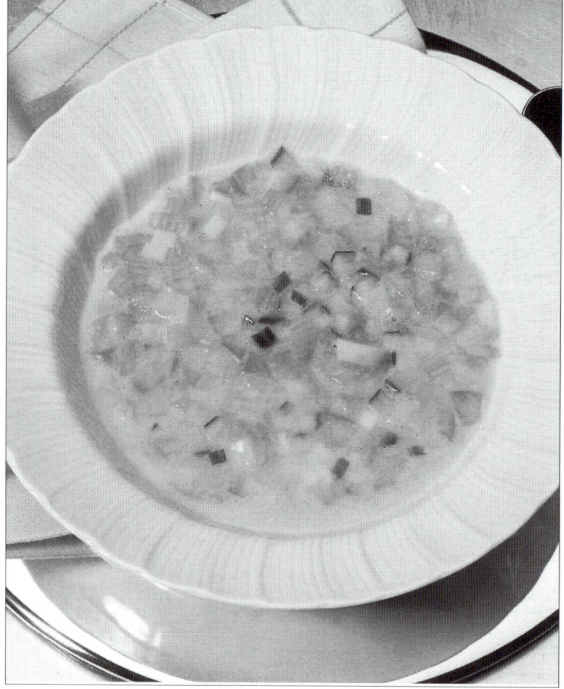

Avocado-»Gazpacho«

3 Portionen
6 Stangen Sellerie
1 mittelgroße Gurke
 oder eine halbe
 Schlangengurke,
 ungeschält
1 grüne Paprikaschote
1 große oder 2 kleine
 Avocados, geschält
 und entsteint

Garnitur:
½ Tasse Tomaten-
 würfel
½ Tasse rote Paprika-
 würfel
½ Tasse Gurkenwürfel
½ Tasse Selleriewürfel
½ Tasse Avocadowürfel

Sellerie, Gurken und Papri-
kaschoten in den Entsafter
geben, den grünen Saft in den Mixer füllen, die Avocado
hinzufügen und alles cremig pürieren. Abkühlen lassen.
Garnieren Sie vor dem Servieren die Avocadosuppe pro
Portion mit je 2 gehäuften Eßlöffeln des gehackten Gemü-
ses und der Avocadowürfel.

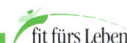
Fruchtsuppe

2 Portionen
5 Blutorangen
10 Litschies
2 Stangen Rhabarber
2 Pfirsiche oder
  Nektarinen
10 Erdbeeren oder
  andere Beeren
evtl. etwas Honig oder
  Ahornsirup
einige gehackte
  Pistazienkerne
1 Bund Minze oder
  Zitronenmelisse

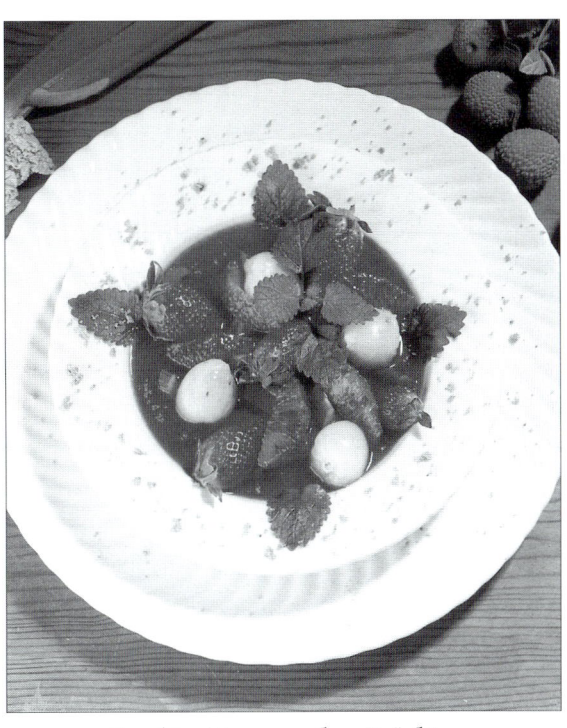

Pressen Sie 3 Blutorangen in der Saftpresse aus, und süßen Sie den Saft evtl. mit einem Eßlöffel Honig oder Ahornsirup. Waschen Sie die restlichen Früchte, und

Fruchtsuppe aus rohen Früchten

schneiden Sie sie in mundgerechte Stücke. Den Rhabarber in kleine Stücke schneiden – evtl. vorher abziehen.

Nun alle Früchte in einen tiefen Teller legen und mit dem gepreßten Orangensaft übergießen. Den Tellerrand mit gehackten Pistazienkernen bestreuen und mit Minze oder Zitronenmelisse garnieren.

83

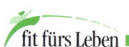

Brokkoli-Nuß-Salat

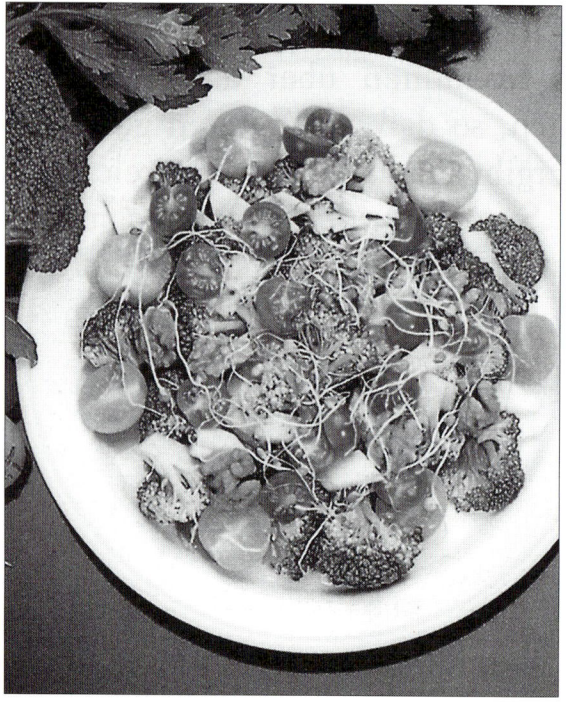

Brokkoli-Nuß-Salat

2 Portionen
2 Brokkoli
1 Sellerieknolle
6–8 Kirschtomaten
1 Handvoll Walnüsse
Zitronensaft

Brokkoli waschen und in Röschen zerteilen, Sellerie waschen und kleinschneiden. Kirschtomaten waschen und halbieren. Nüsse und Zitronensaft hinzufügen.

Auf einem Teller schön auslegen (oder alles mischen) und Luzerne- oder andere Keimlinge auf jede Portion streuen (wenn gewünscht).

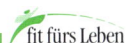
Zucchini mit Basilikum-Vinaigrette

3 Portionen

6 kleine Zucchini,
  fein geschnitten
1 Teelöffel Dijonsenf
1 rote Pfefferschote
  oder Paprika, in fei-
  ne Streifen geschnit-
  ten (nach Wunsch)
1 Eßlöffel frischer
  Zitronensaft
3 Eßlöffel Olivenöl
frisch gemahlener
  schwarzer Pfeffer
1 Eßlöffel rote Zwiebeln
1 grüne Pfefferschote
  oder Paprika, in fei-
  ne Streifen geschnit-
  ten (nach Wunsch)
¹/₄ Tasse frisches Basili-
  kum, gehackt,
  oder 1 Eßlöffel getr.
  Basilikum
¹/₄ Teelöffel Meersalz, Gewürzsalz
  oder salzfreies Gewürz

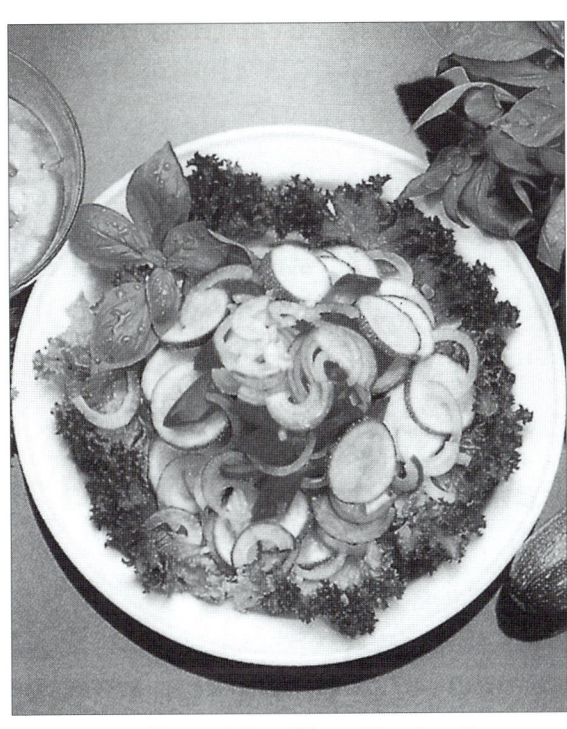

Zucchini mit Basilikum-Vinaigrette

Zucchini in 1 cm dicke, schräge Scheiben schneiden und 3 Minuten in einem Dampftopf zugedeckt dämpfen. Auf einer Platte anrichten, und, wenn gewünscht, Zwiebeln und Paprika dazugeben. Die Zutaten für die Vinaigrette vermengen und unter das Gemüse mischen.

85

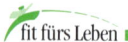
Spargelsalat

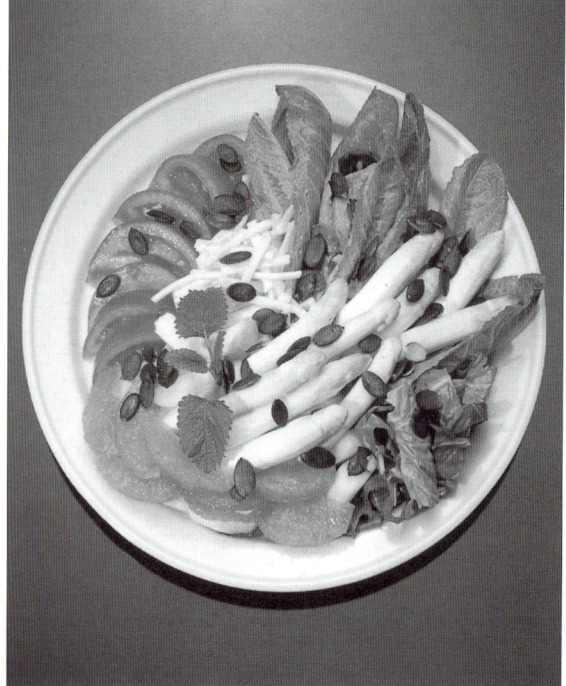

Spargelsalat

2 Portionen
**4 Blätter Römischer
  Salat
2 große Sellerieknollen
  oder 2 kleine
  Mangoldstauden
1 Pampelmuse
  (nach Wunsch)
900 g frischen (oder
  gefrorenen) Spargel
100 g rohe Kürbis-
  samen (kleine) oder
  gehackte Mandeln**

Den Spargel können Sie entweder roh oder gekocht verwenden (oder beides kombinieren). Spargel in Stücke schneiden. Den Römischen Salat, die Tomaten und den Sellerie und/oder den Mangold waschen, trocknen und zerteilen.

Sollten die Tomaten zu wenig Geschmack haben, können Sie Pampelmusenschnitten hinzufügen. Anstelle von Pampelmusenschnitten können Sie auch Pampelmusensaft (frisch gepreßt) nehmen.

Richten Sie den Salat dekorativ auf einem Teller an, und bestreuen Sie ihn mit Kürbissamen oder Mandeln.

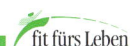
Spinatsalat mit Keimlingen

2 Portionen
2 Tassen Spinat,
geschnitten
2 Tassen Kopfsalat,
geschnitten
1 Tasse Kresse
(nach Wunsch)
2 Teelöffel frischer
Zitronensaft
1 Tasse gemischte
Keimlinge – Linsen,
Mungobohnen,
Radieschen, Erbsen,
roter Klee oder
Weizenkörner
2 Tassen Alfalfa-
Keimlinge
1 Tasse Gurke,
gewürfelt
2 Eßlöffel Sojasoße
oder ¹/₂ Teelöffel
Dijonsenf

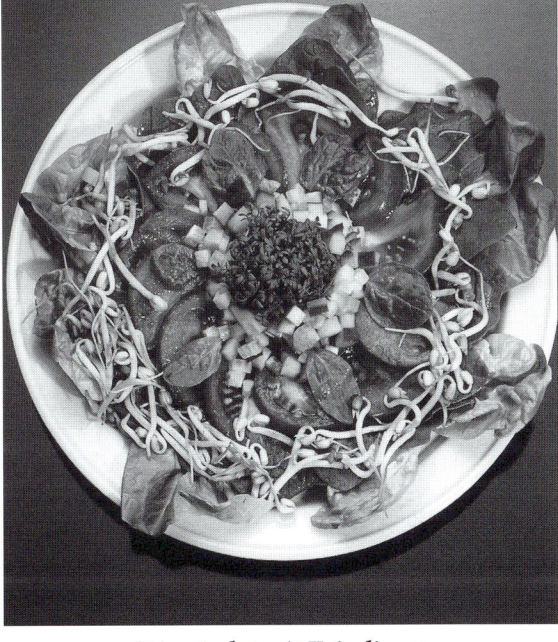

Spinatsalat mit Keimlingen

Richten Sie alle Zutaten auf einem großen Teller an oder
geben Sie sie in eine Schüssel. Öl, Zitronensaft und Sojasoße oder Senf hinzufügen, und alles mischen.

87

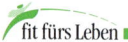
Gesundheitssalat

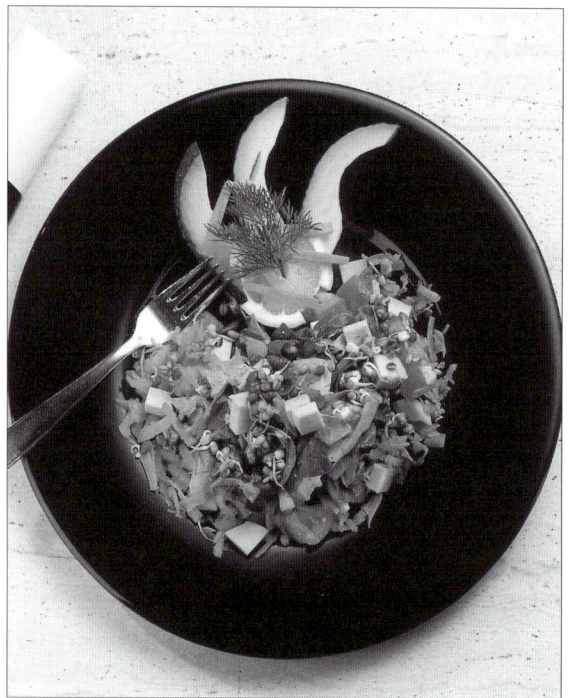

Gesundheitssalat

1 Portion
*2 Tassen kleingezupfter
Kopfsalat
1 Tasse kleingezupfter
Spinat
1 mittelgroße Tomate,
in Stücke geschnitten
¹/₂ Tasse Linsen-
sprossen
1 große Handvoll Mun-
gobohnensprossen
1 große Handvoll
Alfalfa- oder rote
Kleesprossen
2 Eßlöffel feingerie-
bene Karotten
¹/₂ Avocado, in Stücke
geschnitten
¹/₂ Avocado, zerdrückt
¹/₄ Tasse frischer
Karottensaft*

Vermischen Sie alle Zutaten in der angegebenen Reihen-
folge. Diese gesunde Mahlzeit gibt Ihnen ein so reines Gefühl und soviel Energie, daß Sie sicher den Wunsch haben
werden, diesen Salat öfter zu essen, vor allem wenn gute
Avocados auf dem Markt sind. Besonders sättigend für diejenigen, die auf Gewürze verzichten wollen.

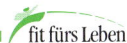

Topinambur-Möhren-Salat

2 Portionen
*4 Handvoll Topinam-
bur-Knollen**
2 Möhren
2 Äpfel
1 Zitrone
*2 Eßlöffel Pistazienker-
ne oder Nüsse*
*1 Eßlöffel Kümmel
oder Anis nach
Geschmack*

Topinambur waschen, eventuell Haarwurzel entfernen (nicht schälen) und in Scheiben schneiden. Möhren und Äpfel auch in Scheiben schneiden oder raspeln. Alle Zutaten mischen oder auf einem Teller anrichten. Zur Dekoration Zitronenmelisseblätter, Kapuzinerkresseblätter oder -blüten oder Senfblätter nehmen. Pistazienkerne oder Nüsse hacken und darüberstreuen. Wer mag, kann zusätzlich Kümmel oder Anis hinzugeben.

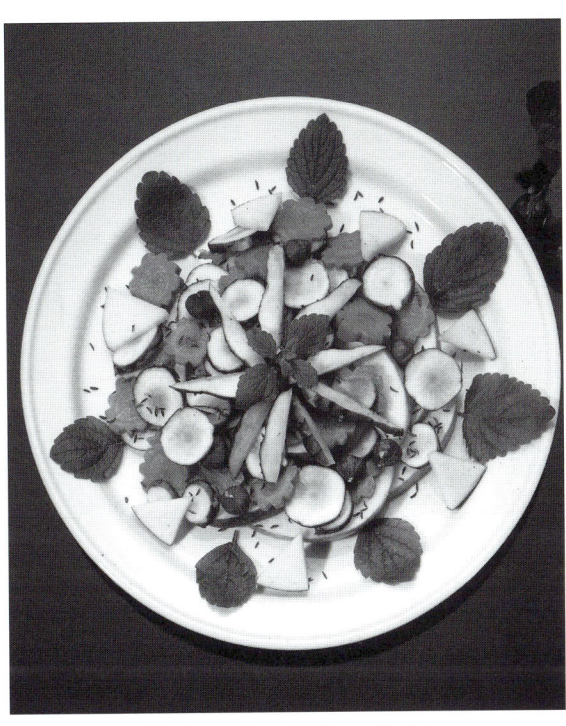

Topinambur-Möhren-Salat

*Topinambur - oder Erdbirne genannt - erhalten Sie selten im Gemüseladen. Meistens finden Sie Topinambur beim Biobauern oder bei Gartenfreunden, wo sie wild in irgendeiner Gartenecke wachsen. Topinambur-Pflanzen werden 1 $\frac{1}{2}$ m hoch, können aber bis zu 3 m hoch wachsen. Im Spätherbst haben sie kleine gelbe Blüten ähnlich Sonnenblumenblüten. Gegessen werden die weißen oder rötlichen Knollen, die vom Herbst bis zum Frühjahr geerntet werden können. Sie sind außerordentlich vitamin- und mineralstoffreich

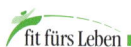
Bunter Kartoffelsalat

2 Portionen

6 kleine neue Kartoffeln
2 Eßlöffel Butter
¹/₂ Teelöffel Kräutergewürz
¹/₄ Teelöffel süßer ungarischer
  Paprika
2 Tassen Brokkoliröschen
  (mit 5 cm Stiel)
4 Tassen Kopfsalat, gewaschen, getrocknet
  und in mundgerechte Stücke geteilt
2 Tassen Spinat, grob gehackt
1 Tasse Alfalfa-Keimlinge
1 Tasse Rotkohl, fein geschnitten oder geraffelt

Die ganzen, ungeschälten Kartoffeln in den Dämpftopf geben und zugedeckt 20 Minuten über kochendem Wasser garen, bis sie fast weich sind. Inzwischen Brokkoli, Blattgrün und Salatsoße vorbereiten. Die gekochten Kartoffeln in ca. 1 cm große Würfel schneiden (mit oder ohne Schale). In eine große Schüssel geben und beiseite stellen. Butter in kleiner Pfanne schmelzen und über die Kartoffeln gießen, gut mischen. Gewürze untermischen. Die Kartoffeln auf einer Backfolie ausbreiten und auf die oberste Schiene im Backrohr legen. 5–10 Minuten backen. Inzwischen Brokkoli 5–7 Minuten dämpfen, bis er gar und hellgrün ist. Das Gemüse abkühlen lassen.

Kopfsalat und Spinat in eine große Schüssel geben. Keimlinge trennen, damit sich keine Klumpen bilden, und ebenfalls zufügen. Dann den Brokkoli dazugeben. Kartoffeln der Länge nach in feine Scheiben schneiden, zum Salat geben.

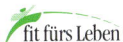
Kroß geröstete Kartoffeln

2–3 Portionen
5 neue Kartoffeln
1–2 Eßlöffel zerlassene
    Butter
Prise Gewürz nach
    Ihrer Wahl

Dieses Rezept ist eine köstliche Alternative zu Pommes frites, da die Kartoffeln nicht mit Öl getränkt werden. Wenn Sie gern Kartoffeln essen, werden Sie begeistert sein.

Garen Sie die Kartoffeln zugedeckt im Dampftopf 20 Minuten über kochendem Wasser. Sie sollten nicht zu weich werden. Nach dem Abkühlen schneiden Sie sie in 1 cm dicke Scheiben und

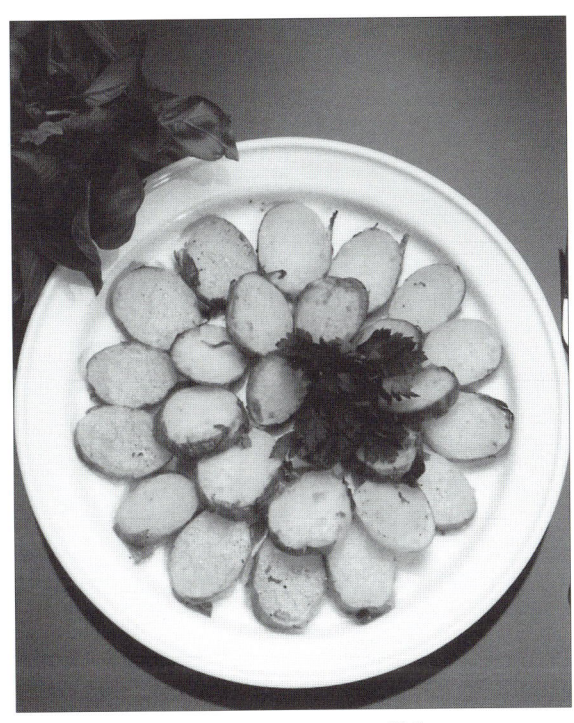

Kroß geröstete Kartoffeln

legen die Scheiben auf ein Backblech. Gleichmäßig mit Butter bestreichen und mit dem Gewürz bestreuen. Ungefähr 10 Minuten backen, bis sie kroß und goldfarben sind. Die Kartoffeln müssen nicht gewendet werden.

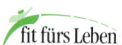
Gemüseplatte

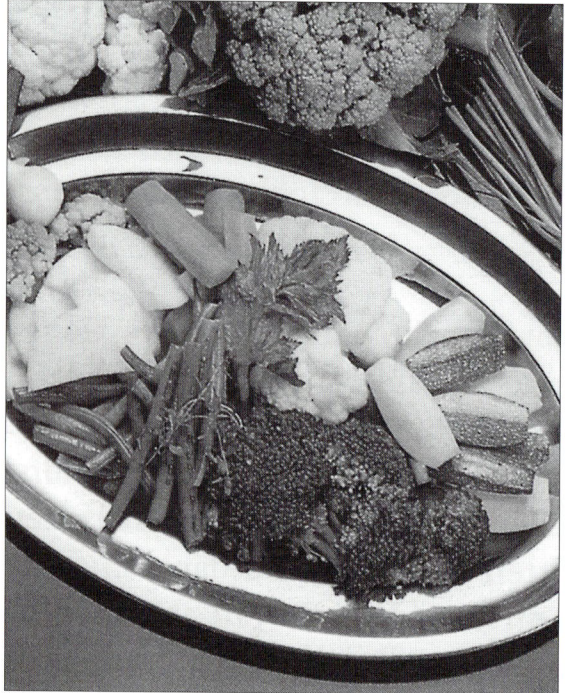

Gemüseplatte

4 Portionen

4–6 zarte, junge
Karotten, in Streifen
geschnitten
1 mittelgroße Zucchini,
grün
1 mittelgroße Zucchini,
gelb
1 kleiner Blumenkohl,
weiß
1 kleiner Blumenkohl,
grün
1 Brokkoli in Röschen
1 Kohlrabi, grün
2 Tassen grüne Bohnen

Gemüse zugedeckt über ko-
chendem Wasser dämpfen.
Auf Wunsch kann etwas
Butter mit Zitrone verrührt
und über das Gemüse ge-
gossen werden.

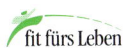
Gedämpfte Artischocken

2 Portionen
4 große, frische
Artischocken
¹/₄ Tasse frische Butter
1 Eßlöffel frisch ge-
preßter Zitronensaft
(nach Wunsch)

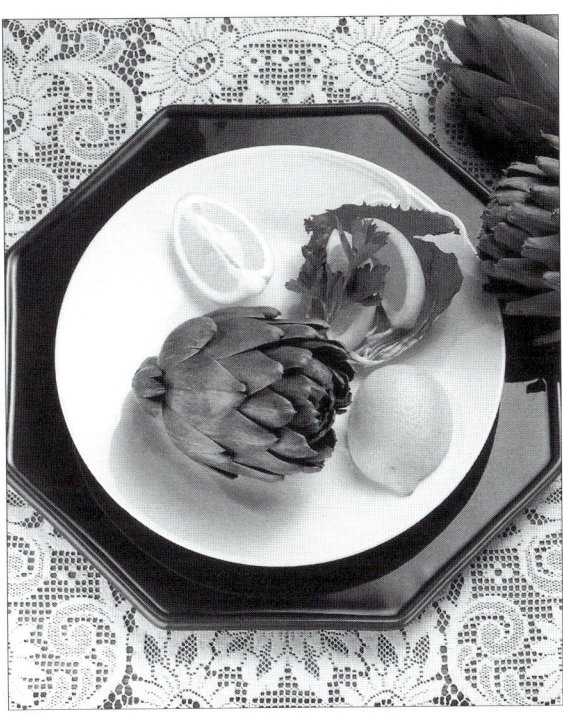

Gedämpfte Artischocken

Nehmen Sie pro Portion zwei Artischocken (nach Wunsch). Kaufen Sie Früchte, deren Blätter noch nicht weit geöffnet sind. Je fester geschlossen und kompakter die Früchte sind, umso frischer sind sie.

Schneiden Sie den kräftigen Stiel der Pflanze ab, und kappen Sie die dornigen Spitzen der Blätter. Waschen Sie die Früchte. Geben Sie sie in einen Gemüsedämpfer, dessen unterer Teil mit kochendem Wasser gefüllt ist. Lassen Sie das Wasser so schwach kochen, daß es nicht verkocht.

Die Artischocken werden – je nach Größe – 35–45 Minuten gedämpft. Sie sind gar, wenn die äußeren Blätter leicht entfernt werden können. Man läßt sie abtropfen und vor dem Servieren etwas abkühlen. Lassen Sie die

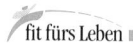

Butter schmelzen, und fügen Sie Zitronensaft – auf Wunsch – hinzu.

Beim Essen entfernt man die Blätter eines nach dem anderen vom Stiel, die äußeren zuerst. Jedes Blatt kann in Butter oder Zitronensaft getaucht werden. Der untere weiche Teil wird mit den Zähnen abgezogen.

Wenn Sie alle Blätter entfernt haben, bleibt am oberen Ende des Artischockenbodens eine pelzartige Substanz, das Zentrum der Blüte (Blume), übrig. Entfernen Sie es mit einem Messer (bitte nicht essen), und Sie haben das Herz der Artischocke vor sich. Sie können es in Stücke teilen, eintauchen und essen.

Variante: Sie können die Artischockenblätter auch in Mayonnaise tauchen. Am besten schmeckt hausgemachte Mayonnaise.

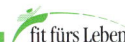
Frühlingsrollen mit Gemüse gefüllt

18 Portionen

2 Bund Schalotten/
  Frühlingszwiebeln
3 Karotten
20 Zuckerschoten
4 Stangen Bok-Choy
  oder Kohl/Spinat
2 Eßlöffel naturbelasse-
  nes Distelöl
6 Tassen frische Bohnen-
  sprossen
$^1/_2$ Tasse kochendes
  Wasser
1 Gemüsebrühwürfel
4 Eßlöffel Sojasoße
2 Eßlöffel kaltes Wasser
$^1/_4$ Teelöffel Knoblauch-
  pulver (nach Wunsch)
1 Eßlöffel brauner Reis-
  essig (nach Wunsch)
1 Paket Frühlingsrol-
  lenteig oder Voll-
  kornblätterteig
1 Teelöffel naturbelassener
  Honig (nach Wunsch)

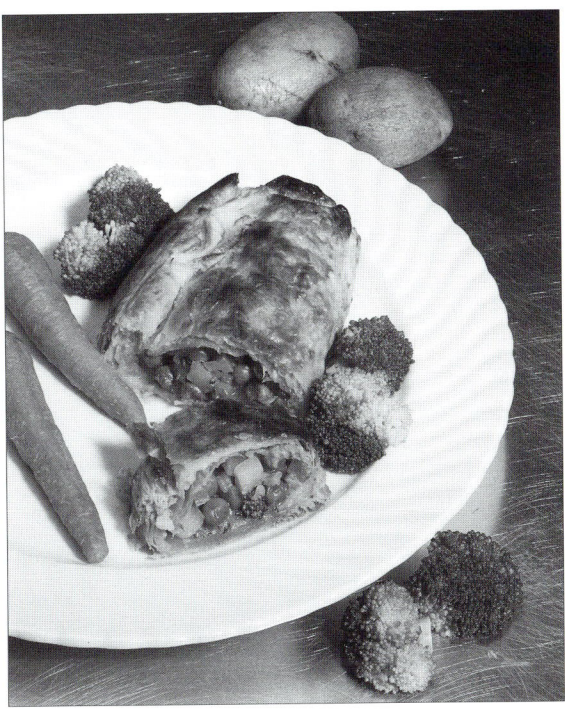

Frühlingsrollen mit Gemüse gefüllt

Bereiten Sie die Füllung für die Frühlingsrollen frühzeitig vor, damit sie kalt ist, wenn Sie sie verarbeiten wollen. Bereiten Sie das Gemüse vor. Schneiden Sie die Schalotten der Länge nach in dünne Scheiben, die Karotten in kleine, erbsengroße Würfelchen. Die Zuckerschoten schneiden

95

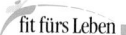

Sie in lange schmale Streifen (»Julienne«), und den Bok-Choy hacken Sie mit dem grünen Blatt sehr fein. Erhitzen Sie das Öl in einer großen, schweren Pfanne oder in einem Wok. Geben Sie die Frühlingszwiebeln dazu, und braten Sie sie unter Rühren an. Geben Sie die Karotten und die Erbsen hinzu, und braten Sie nach jeder Zugabe unter Rühren weiter. Dann den Bok-Choy ebenfalls unter Rühren braten und zuletzt die Bohnensprossen. Gut mischen, damit sich das Gemüse miteinander verbindet. Geben Sie das kochende Wasser, in dem Sie die Gemüse-brühwürfel aufgelöst haben, dazu, dann 2 Eßlöffel Sojaso-ße. Gut mischen und zugedeckt ungefähr 5 Minuten dämp-fen lassen, bis das Gemüse ziemlich weich ist. Es sollte nicht vollständig gar sein, da es in den Frühlingsrollen weiterkocht. Vermischen Sie den Reisessig und den Honig mit den restlichen zwei Eßlöffeln Sojasoße, und geben Sie diese Mischung zum Gemüse. Zum Kochen bringen und so-lange rühren, bis die Füllung ziemlich dick ist. Sie darf nicht fließen. Abkühlen lassen.

Für die Zubereitung der Frühlingsrollen stellen Sie eine kleine Schale mit kaltem Wasser bereit, um die Ränder zu verschließen. Geben Sie eine reichliche Menge der Füllung auf den Frühlingsrollenteig. Für größere Frühlingsrollen verwenden Sie etwas mehr Füllung, für kleinere Rollen et-was weniger. Rollen Sie den Teig entweder von Rand zu Rand, wobei Sie die Seiten zuerst einschlagen müssen, oder von Ecke zu Ecke. Der äußere Rand wird durch An-feuchten mit Wasser verklebt. Backen Sie die Frühlingsrol-len im Backofen bei 200 °C etwa 12 Minuten.

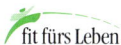
Grüne Bohnen mit Knoblauch

2 Portionen
1 Teelöffel zerdrückter
  Knoblauch
¹/₂ Teelöffel getr. Thymian
¹/₂ Teelöffel Meersalz,
  Gewürzsalz oder
  salzfreies Gewürz
frisch gemahlener Pfeffer
2 Teelöffel gekörnte
  Gemüsebrühe oder
  1 Gemüsebrühwürfel
2 Eßlöffel Olivenöl
2 Tassen Wasser
1 Spritzer Zitronensaft
4 Tassen frische oder
  tiefgefrorene Bohnen,
  in 5 cm Stücke
  geschnitten

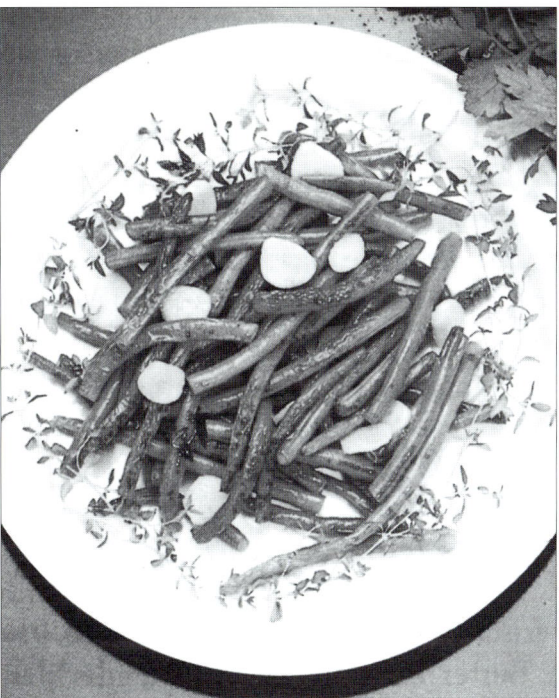

Grüne Bohnen mit Knoblauch

Erhitzen Sie das Öl in einer großen, schweren Pfanne (oder im Wok). Fügen Sie Knoblauch und Bohnen hinzu, und lassen Sie das Gemüse bei starker Hitze schmoren, ohne daß es anbrennt. Je nach Geschmack können Sie Thymian, Meersalz und Pfeffer dazugeben. Bringen Sie das Gemüse mit Wasser und Gemüsebrühe zum Kochen. Nach 1-2 Minuten reduzieren Sie die Hitze und lassen die Bohnen bei mittlerer Temperatur 20–30 Minuten köcheln, bis sie weich sind. Falls nötig, geben Sie mehr Wasser hinzu. Gefrorene Bohnen garen in der Hälfte der Zeit. Einen Spritzer Zitronensaft hinzugeben und alles gut vermischen.

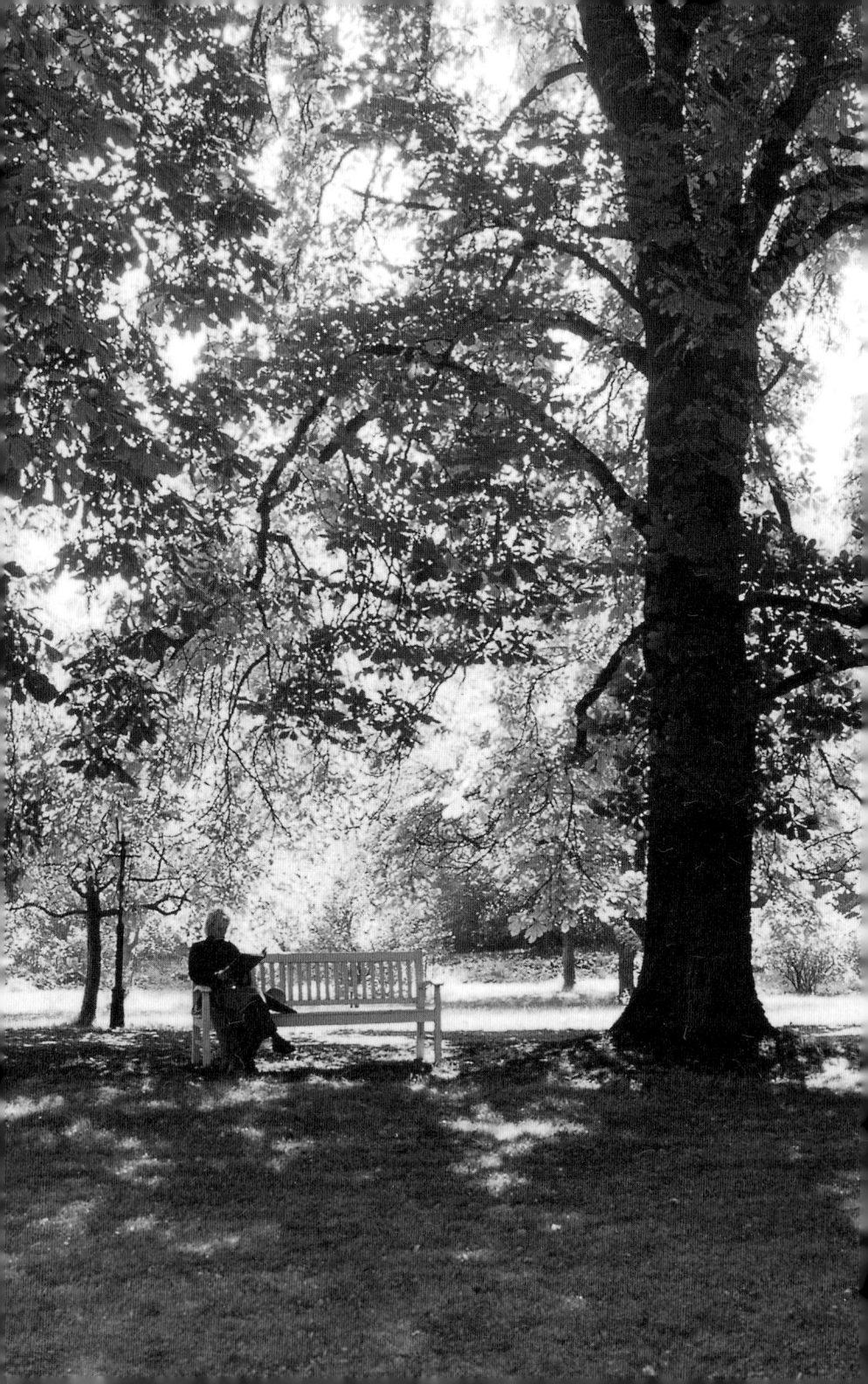

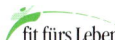
Anhang

Felken unter fachlicher Anleitung

Die traditionelle Felke-Kur wird heute nur noch in Bad Sobernheim, der letzten Wirkstätte Pastor *Felkes,* durchgeführt. Das kleine Badestädtchen liegt in der reizvollen Mittelgebirgslandschaft des mittleren Nahetals, etwa 20 Kilometer westlich von Bad Kreuznach, an den Südhängen von Hunsrück und Soonwald. Die Region, die zu den sonnigsten und regenärmsten Gebieten Südwest-Deutschlands zählt, gilt als das »Probierstübchen« der deutschen Weinländer. Prachtvolle alte Bäume, würzige klare Luft und die wohltuende Ruhe der weiten hügeligen Nahelandschaft laden hier in den Luftbadeparks zum Lehmbad ein. Die Kurhäuser liegen idyllisch, umgeben von Wäldern, Wiesen und Weinbergen, außerhalb von Wohngebieten.

In idyllischer Umgebung »felken«

Wer sich durch das Tagesprogramm der Felke-Kur noch nicht ausgelastet fühlt, kann die interessanten Sehenswürdigkeiten, die Stadt und Region zu bieten haben, genießen. Es empfiehlt sich ebenfalls eine ausgiebige »Fuß-Reflexzonen-Massage« auf dem 3,5 Kilometer langen Barfuß-Pfad Bad Sobernheims.

Entlang der Nahe vermitteln abwechslungsreiche Bodenmaterialien aus Lehm, Rinde, Holz, Sand, Steinen, Kies und Gras beim Barfußlaufen ungewohnte Sinneseindrücke. Eine Furt-Durchquerung und eine Kahnfahrt auf seinem Weg sorgen für Erfrischung und willkommene Verschnaufpausen. Abwechslung bietet ebenfalls ein Besuch des einzigen Freilicht-Museums in Rheinland-Pfalz. Interessierte Besucher können in Idar-Oberstein Edelsteinkunde betreiben, sich auf der Klosterruine Disibodenberg, der

99

fit fürs Leben

Ungewohnte
Sinneseindrücke
beim Barfußlaufen

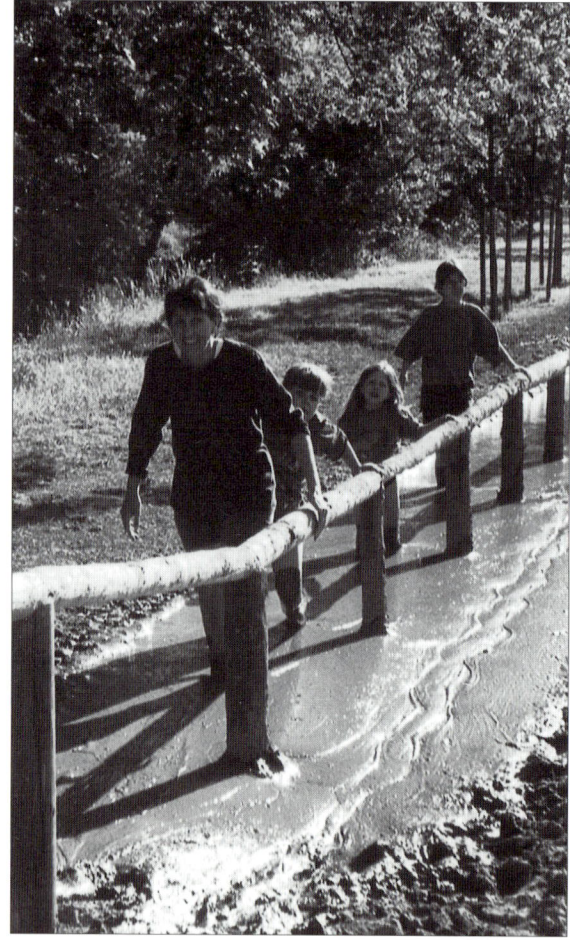

Barfuß-Pfad Bad Sobernheim

Wirkstätte der heiligen *Hildegard von Bingen,* dem Studi-
um der mittlerweile 900jährigen Geschichte der »Hilde-
gard-Medizin« widmen oder ausgiebige Fahrradtouren
durch das reizvolle Naheland unternehmen.

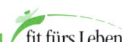

Die Entstehungsgeschichte des »Hauses im Park«, des Felke-Kurhauses Menschel in Bad Sobernheim/Meddersheim, zeigt die Entwicklung eines typischen Felke-Kurhauses. In familiärer Tradition wird hier seit nunmehr 70 Jahren das Gedankengut Pastor *Felkes* überzeugend in die Tat umgesetzt.

Idyllisch liegt die Parkanlage des Kurhauses mit ihrem alten Baumbestand zwischen Weinbergen und der weiten hügeligen Nahe-Landschaft. Ein stilvolles Landhaus ist heute Mittelpunkt der weitläufigen Kuranlage. Zu dem Haus gehören ein Hallenschwimmbad, eine Gymnastikhalle, weite Luftbadeparks mit Lehm- und Wasserbadeanlagen und einer modernen Saunalandschaft, großzügige Speisesäle, eine gemütliche Weinstube, ein Konzertsaal sowie die Rezeption mit offenem Kamin.

Bewegung ist ein wichtiger Bestandteil der Felke-Kur

Das Haus wurde 1860 mit Unterstützung einer englischen Dame erbaut und ab 1896 als »Englischer Hof« für englische Familien betrieben. Der Erbauer hatte als Butler eines reichen Engländers 20 Jahre in England sowie im Orient gelebt. Er vermittelte mit seiner weltmännischen, extravaganten Art dem Haus ein besonderes Flair. Bis zum ersten Weltkrieg verlebten hier während der Sommermonate englische Familien ihre Ferien. Gleichzeitig war die Gaststätte ein beliebter Ausflugsort für die Bevölkerung des Nahetals.

Im Jahre 1921 erwarb der Meddersheimer Weinbauer *Philipp Ebert* das Anwesen. Seine Tochter *Johanna* und ihr Ehemann *Alfons Menschel*, ein Schüler Pastor *Felkes*, eröffneten im Jahre 1928 ihren Felke-Jungborn Menschel.

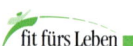

Alfons Menschel, der 1994 im Alter von 97 Jahren verstarb, war 1921 nach Sobernheim gekommen, um sich von *Felke* von einem Kriegsleiden heilen zu lassen. Nachdem er die Erfolge der Felke-Heilweise an sich selbst und bei anderen erlebt hatte, stand sein Entschluß fest, den angestrebten Lehrerberuf aufzugeben und wie Pastor *Felke* Naturheilkundiger zu werden.

Zwei Jahre hospitierte *Alfons Menschel* in der außergewöhnlichen Praxis des »Lehmpastors«. Die Zusammenstellung von Heilkräutern, die Verordnungen homöopathischer Mittel und die Irisdiagnose waren nur einige Methoden, die er bei Pastor *Felke* lernte. *Felke* übertrug ihm die Leitung des Lehm- und Badeparks im Sobernheimer Kurhaus.

Die Verbundenheit mit der Natur gehört zum ganzheitlichen Felke-Konzept

Unter den Hunderten von Gästen, die jährlich das Haus besuchen, sind viele, die schon als Kinder zusammen mit ihren Eltern hier gekurt haben. In einer Atmosphäre von familiärer Geborgenheit und der Verbundenheit mit der Natur finden sie Unterstützung in einem ganzheitlichen Konzept aus Wissen und 70jähriger Erfahrung, begleitet von freundlichen und kompetenten Helfern, die sie bei dem Erleben der Elemente Licht, Luft, Wasser und Erde begleiten.

Moderne ganzheitliche Untersuchungs- und Behandlungsmethoden werden heute von den erfahrenen Ärzten des Hauses ebenso eingesetzt wie die altbewährten klassischen Naturheilverfahren. So helfen u.a. Neuraltherapie, Ohrakupunktur und Homöopathie, die Selbstheilungskräfte des durch Lehm und Fasten wieder ansprechbar gewordenen Organismus anzuregen. Thymus-, Sauerstoff-

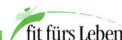

und Organ-Serum-Kuren unterstützen die Regenerations-prozeße. Eine große Auswahl an Massage- und Entspannungstechniken, Reflexzonenbehandlungen und Krankengymnastik runden das breite Angebot für die Felke-Kurgäste ab.

Kuren mit der Natur

Der Weg zu Gesundheit und Wohlbefinden, den Pastor *Emanuel Felke* vor 100 Jahren beschritten hat, ist heute aktueller denn je. Er führt von Streß und innerer Unruhe hin zu mehr Ausgeglichenheit, Fitneß und erhöhter Leistungsfähigkeit. Loslassen, sich wohlfühlen, durchatmen und neue Energie schöpfen. Eingebunden in ein abwechslungsreiches und vielfältiges Jahresprogramm verbindet die Felke-Kur die vier Elemente Licht, Luft, Wasser und Erde mit aktiver Therapie und dynamischer Freizeitgestaltung. Sie erfüllt damit die Voraussetzungen, die heute mit dem Begriff »Wellness« umschrieben werden.

- naturnahe Lage
- umweltbewußte Betriebsführung
- vegetarische Vollwertkost
- Angebote zur Entspannung und Bewegung
- rauchfreie Gästezimmer, Speisesäle und Aufenthaltsräume
- Erlebnisprogramm, Outdoor-Aktivitäten und Kulturangebote

Richtlinien des Deutschen Wellness-Verbandes für »Wellness«

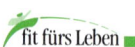
Diese Voraussetzungen und Bedingungen erfüllt die Felke-Kur seit gut 100 Jahren. Die Felke-Kurhäuser bieten folgende Angebote an:

Kurangebote

- vegetarische Vollwertkost
- spezielle Diätformen wie Frischkost, tiereiweißfreie Vollwertkost, säurearme Ernährung
- Buchinger Heilfasten
- tägliches Licht- und Luftbaden in großzügigen Parkanlagen
- Saunabaden
- regelmäßige Konzertangebote, Arztvorträge, Dia-Abende, Weinproben, Meditationen, Gesprächsrunden

Therapie

- umfassendes Angebot an Lehmbädern und Lehmpackungen, warm und kühl
- Felke-Sitzreibebäder im Freien während der wärmeren Jahreszeit
- Physiotherapie: Massagen, Bäder, Krankengymnastik, Inhalationen, Reflexzonenbehandlungen, Wirbelsäulentraining, Lymphdrainagen
- Entspannungsprogramme: Autogenes Training, Yoga, Tai Chi, Atem-Entspannung, Progressive Muskelentspannung nach Jacobson
- Darm-Regeneration: Colon-Hydro-Therapie, Gymna-Colon-Darmbad, Symbioselenkung
- Ernährungsberatungen und Schulungen
- Seminare zur gesunden Lebensführung

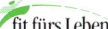
Der Kur-Plan eines Felke-Kurhauses

Mit der Natur leben heißt, sich ihrem Rhythmus anzupassen. Der Tag in einem Felke-Kurhaus beginnt daher früh. Von Montag bis Sonnabend wird kurz vor halb sieben zum Sitzreibebad und den anschließenden Atem- und Bewegungsübungen geweckt. Um sieben Uhr folgt die halbstündige Morgengymnastik mit anschließendem Singen. Ein gemeinsames Kräuterteetrinken beendet das morgendliche Fitneß-Programm. Die täglich wechselnden Heilkräutertees, denen ein Teelöffel Heilerde zugesetzt werden kann, regen je nach Zusammensetzung Leber, Galle, Magen und Stoffwechsel an. Die vermehrte Flüssigkeitszufuhr führt zu einer kräftigen Anregung der Nieren.

Um acht Uhr wird das verdiente Frühstück eingenommen. Diejenigen Kurgäste, die fasten, werden mit frisch gepreßten vitaminreichen Obst- und Gemüsesäften oder einer basischen Gemüsebrühe, ein wenig Honig und etwas Buttermilch verwöhnt, während sich die anderen an einem reichlich gedeckten Frühstücks-Büfett erfreuen.

Kuren nach Felke im Rhythmus der Natur

Nach dem Frühstück schließen sich die morgendlichen Anwendungen an. Im Mittelpunkt der Therapie stehen die verschiedenen Lehmanwendungen. In den sogenannten »Packungsräumen« werden Lehmpackungen angelegt. Von zehn bis zwölf Uhr ist Lehmbadezeit in den Luftbadeparks und den Lehmbadehallen. Daneben besteht ausreichend Zeit, sich bei einer Massage zu entspannen oder eine Reflexzonenbehandlung zu genießen. Der Vormittag kann zum Entschlacken und Entgiften in der Sauna oder zu einem Besuch in der Arztpraxis genutzt werden.

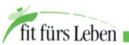
Um zwölf Uhr wird den Kurenden ein vegetarisches Mittagessen serviert (siehe oben). Während der Mittagsruhe werden die Verdauung und die Entspannung durch eine feuchtwarme Heublumenauflage gefördert, bevor der Nachmittag wieder den therapeutischen Anwendungen, dem Aufenthalt in den Luftbadeparks oder einer ausgiebigen Wanderung gewidmet ist.

Ein abwechslungsreiches Angebot an Bewegungs- und Entspannungsprogrammen, Seminaren, Exkursionen und Ausflügen vertreibt die Zeit bis zum Abendessen. Die Abende beschließt ein Programm aus Arzt- und Ernährungsvorträgen, Dia-Abenden, Meditationen, literarischen oder musikalischen Angeboten.

Wechsel zwischen Ruhe und Bewegung, Anspannung und Entspannung

Das rhythmische Kuren im Tagesverlauf, die gegensätzlichen Behandlungen – der Wechsel zwischen Warm- und Kaltanwendungen, zwischen Ruhe und Bewegung, Anspannung und Entspannung – die sich über den gesamten Tag erstrecken, üben und trainieren den Organismus. Einsamkeit und Begegnung, ein interessantes Gespräch und der Austausch mit Gleichgesinnten führen zu seelischer Zufriedenheit und Harmonie, geben Anregungen, das Leben positiv zu gestalten und fördern die Lebensfreude.

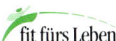
Tagesprogramm

6.30	Sitzreibebad mit anschließender Gymnastik im Freien
7.00	Morgengymnastik in der Halle oder Wassergymnastik
7.45	gemeinsames Kräuterteetrinken
8.00	Frühstück anschließend Kuranwendungen je nach Verordnung
10.00–12.00	Lehmbadezeit, Lehmpackungen
12.00	Mittagessen
13.00	Mittagsruhe mit Leberpackung
15.00–17.00	Lehmbadezeit weitere Anwendungen, Seminare, Kochkurse etc.
18.00	Abendessen anschließend Vorträge, Entspannungs- angebote Konzerte, Spaziergänge, gemütliche Runde etc.
ab 22.00	Nachtruhe

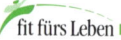
Felke-Kurgäste berichten

Frau Margret T., Apothekerin, 75 Jahre. Seit 1974 Stammgast des Felke-Kurhauses:
»Durch diese Kuren baue ich meine körperlichen Kräfte wieder auf.«

Im Jahre 1974 buchte ich die erste Felke-Kur und bin seitdem fast jedes Jahr einmal hier. Der ursprüngliche Anlaß war ein Ekzem an der Hand, das mich daran hinderte, meinen Beruf wie gewohnt auszuüben. Meiner Meinung nach bewirkte zunächst vor allem das Heilfasten eine wesentliche Besserung. Nachdem ich dann noch einige Veränderungen in meinem Leben vorgenommen habe, verschwand das Ekzem völlig.

Durch das ständige Stehen in meinem Beruf hatte ich Rückenbeschwerden. Die wurden in der Felke-Kur durch die Lehmanwendungen erfolgreich behandelt, zunächst durch Lehmbäder, später mit Lehmpackungen. Nach einem solchen Lehmbad fühle ich mich topfit. Das Lehmbad vermittelt ein Urgefühl von Geborgenheit. Vielleicht liegt das daran, daß nach der Bibel der erste Mensch ja auch aus Lehm geformt wurde. Zur Zeit nehme ich Lehmpackungen und Massagen für den Rücken und führe Zilgrei-Anwendungen durch. Auch wirkt sich der Rahmen, in dem die Anwendungen im Kurhaus durchgeführt

werden, auf mich sehr positiv. Die freundschaftlichen Kontakte, die Feste, die hier gefeiert werden, die Konzertabende – das alles gehört dazu. Vor allem auch die Ruhe hier trägt mit zur Erholung bei. Die Landschaft ist sehr schön, das Klima mild und sonnenreich.

Die regelmäßigen Kuren haben mein Wohlbefinden und meine Vitalität verbessert. Erkältungen habe ich seit langem nicht mehr gehabt. Dazu haben gewiß auch die Sitzreibebäder beigetragen, an denen ich mich früher regelmäßig beteiligt habe. Es ist ein wunderbares Gefühl, wenn man nach dem Bad in der aufgehenden Sonne Gymnastik treibt. Es vermittelt einem ein herrliches Lebensgefühl.

Es gibt natürlich noch weitere Aspekte, die zu einer erfolgreichen Kur gehören. Da sind beispielsweise die lehrreichen Vorträge der Ärzte über alternative Heilverfahren und andere medizinische Themen, für die ich mich besonders interessiere. Oftmals bietet sich auch die Gelegenheit, mit Medizinern

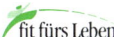
oder Angehörigen von Heilberufen sehr aufschlußreiche Gespräche zu führen. Vor allem möchte ich aber die vielen herzlichen Bekanntschaften erwähnen, die ich hier geschlossen habe und durch die ich sehr bereichert wurde.

Oftmals konnte ich es so einrichten, diese Bekannten bei der nächsten Kur hier wieder zu treffen. So ergeben sich aus einer Kur viele positive Aspekte, die zur Verbesserung der Lebensqualität beitragen.

Frau Hildegard M., 42 Jahre. Spontane Aussage 6 ¹/₂ Monate nach einer fünfwöchigen Felke-Kur: *»Die Kur wurde ein durchschlagender Erfolg, in jeder Hinsicht.«*

Vor der Felke-Kur litt ich 3 ¹/₂ Jahre unter den Folgen einer Leberentzündung. Die erhöhten Leberwerte gingen seither nicht zurück. Ständig wiederkehrende Blasen- und Niereninfekte in Abständen von sechs bis zehn Wochen. Zweimal mußte ich ins Krankenhaus wegen Schilddrüsen-Funktionsstörungen.

Bei Kurantritt hatte ich verschiedene körperliche Probleme:
* *Bluthochdruck, der mit Betablockern bereits ein Jahr lang erfolglos behandelt wurde*
* *Ödeme am ganzen Körper, die trotz Einnahme von Entwässerungstabletten nicht verschwinden wollten*
* *ständige Müdigkeit*
* *Darmprobleme mit täglichen Durchfällen*
* *eine Gewichtszunahme von insgesamt 18 kg innerhalb von 2 Jahren*

* *sowie häufig wiederkehrende Pilzinfektionen*

Für mich stand fest, daß ich eine Entgiftung und eine Darmsanierung durchführen wollte. Neben den Felke-Anwendungen, die ich aufgrund eines akuten Blaseninfektes nicht von Anfang an durchführen konnte, wurde mit einem 14tägigen Heilfasten, zehn Colon-Hydro-Behandlungen, regelmäßigen Eigenblut-Injektionen und einer Thymus-Therapie behandelt.

Fünf Tage vor meiner Abreise stellte ich in jeder Hinsicht eine deutliche Besserung meines körperlichen Befindens fest. Die Ödeme waren vollständig verschwunden, die Müdigkeit war weg, und ich fühlte mich viel wohler. Die Medikamente, die ich eingenommen hatte, wurden bereits am ersten Tag abge-

109

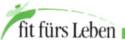
setzt, und ich habe sie bis heute nicht mehr gebraucht.

Während der vergangenen 6 ½ Monate hatte ich keinen einzigen Blasen- oder Niereninfekt. Leberwerte und Blutdruck sind völlig normal. Keine Ödeme, keine Müdigkeitssymptome mehr, keinerlei Darmprobleme. Mein Stoffwech-

sel ist völlig verändert. Insgesamt habe ich seit Kurbeginn wieder 18 kg abgenommen, ohne eine besondere Diät zu machen und obwohl ich mich auch vorher gesund und vollwertig ernährt hatte. Zur Zeit mache ich eine kleine Auffrischungskur, um mir nochmals einen »Entgiftungsschub« für meine Leber zu holen.

Herr Erich S., Kapitän, 79 Jahre: *»1998 feiere ich mein 50jähriges Felke-Jubiläum.«*

1948 kam ich nach schwerer Kriegsverletzung, zu 70 Prozent kriegsbeschädigt und mit 42 Kilogramm Untergewicht das erste Mal nach Meddersheim. Von meinem Vater, dessen schwere Beinverletzung mit Lehmbehandlungen geheilt worden war, wußte ich um die großartige Wirkung des Lehms.

Damals habe ich zwei Monate hier gekurt und durch die regelmäßigen aufbauenden Lehmanwendungen, die erfrischenden Sitzreibebäder und die Kostumstellung meine Gesundheit wieder herstellen können. In den Jahren danach, in denen ich bis 1964 als Kapitän die Weltmeere befuhr, habe ich vorbeugend in unregelmäßigen Abständen meine Kräfte durch das Lehmbaden regeneriert, bis ich vor zwölf Jah-

ren an einer schweren Muskelentzündung erkrankt bin. Die Ärzte im Krankenhaus rieten zu einer intensiven Kortison-Behandlung und prophezeiten mir, ich würde in einem Jahr im Rollstuhl sitzen und Arme und Beine nicht mehr bewegen können. Dies wollte ich nicht mitmachen. Ich verließ das Krankenhaus auf eigene Verantwortung und fuhr unverzüglich nach Meddersheim, wo ich in 3 Monaten insgesamt 100 Lehmbäder nahm. Die Krankheit kam zum Stillstand.

Seitdem mache ich regelmäßig ein- bis zweimal jährlich eine Felke-Kur und bin trotz mehrerer schwerer Operationen an Magen und Augen mit meinen 79 Jahren noch in recht guter körperlicher Verfassung.

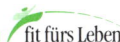
Dr. Wolfram R., 60 Jahre: *»Ich bin von der Felke-Kur überzeugt.«*

Nicht nur Manager und Unternehmer wissen ein Lied davon zu singen, daß ständigen Termindruck mit einer nachhaltig gesunden Lebensweise zu verbinden fast so schwierig ist wie die Quadratur des Kreises. So nimmt man gezwungenermaßen in Kauf, unter Übergewicht, Diabetes mellitus, vielleicht sogar Herz- und Kreislaufbeschwerden oder einer der vielfältigen Allergien zu leiden.

Moderne Menschen, die den Zwängen des Alltags ausgesetzt sind, sind sehr wohl vertraut mit allem, was heute gemeinhin als Zivilisationskrankheiten bezeichnet wird. Gerade jetzt, zu einem Zeitpunkt, wo beachtliche Leistungsabstriche bei Krankenkassen und Krankenversicherungen vorgenommen werden, ist gesundheitliche Vorsorge auf natürlicher Basis wichtiger denn je. Dies betrifft im Grunde genommen alle Altersgruppen.

Obwohl ich persönlich auch schon so manche Unpäßlichkeit auf die übliche medizinische Art und Weise behandeln ließ, habe ich mich überzeugen lassen, einmal eine »Ganzheitstherapie« mit gleichzeitigem Ausspannen und Erholen durchzuführen.

Was ich am Anfang kaum für möglich hielt: Die Anwendungen von Lehm-, Luft- und Sitzreibebädern im Freien, die gepflegte Parkanlage, versetzten mich in ein Umfeld natürlicher Lebensweise. Ich fühlte mich entspannt und geradezu »geerdet« durch die Lehmanwendungen. Die Auswirkungen auf die einzelnen Funktionen der Körperorgane kann derjenige am besten feststellen, der – zumindest für kurze Zeit – wieder naturverbunden zu leben versucht. Während der Kur reduzierte sich nicht nur mein Körpergewicht um mehrere Kilo, ich fühlte mich anschließend ausgesprochen erholt und vital. Dabei wurde mir klar, daß Pastor Felke so wie andere Naturärzte seiner Zeit natürliche Heilverfahren wieder- und neuentdeckte, deren Wirkungen die moderne Medizin erst heute nachzuweisen beginnt.

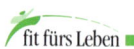
Die Felke-Kur wissenschaftlich betrachtet

In den 70er Jahren wurden von der Ärztlichen Arbeitsgemeinschaft zur Felke-Therapie umfangreiche wissenschaftliche Untersuchungen an Kurgästen durchgeführt, um die bisher gemachten Erfahrungen experimentell zu überprüfen. Die Ergebnisse zeigten, daß sich durch die Felke-Anwendungen u.a. Blutdruck, Blutzuckerspiegel, Venendruck, Schilddrüsenfunktion und Leistungsfähigkeit meßbar verändern.

Lehm- und Wasserbäder sind intensive Reize für den Körper

Durch die Analysen konnte nachgewiesen werden, daß Lehmbad, Lehmpackung und Sitzreibebad intensive Reize für den Körper darstellen, auf die eine Vielzahl von Gegenregulationen erfolgen. Bei kurmäßiger und richtig dosierter Anwendung führt die Kombination der Einzelanwendungen im Rahmen der Kur zu einer deutlichen Wirkungsverstärkung und dadurch zu bemerkenswerten Behandlungserfolgen. Nebenwirkungen wurden kaum verzeichnet.

Das Lehmbad hat zusätzliche, typische Eigenschaften. Die Schwere des kühlen Lehms komprimiert die Gefäße und Gewebsschichten der unteren Körperhälfte und führt zu einer Steigerung der zirkulierenden Blutmenge im Bauchraum. Der Organismus reagiert darauf mit einer Reihe von Anpassungsmechanismen, die einen deutlichen Trainingseffekt für das Herz-Kreislaufsystem, den Wärmehaushalt und den Stoffwechsel haben. Der Blutdruckanstieg während eines Lehmbades ist gering. Daher können auch Menschen mit Bluthochdruck Lehmanwendungen durchführen.

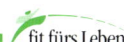
Forschungsergebnisse bestätigten den hohen gesundheit-
lichen Wert des morgendlichen Sitzreibebades bei einer
großen Zahl von gesundheitlichen Störungen sowie zur
Vorbeugung. Während des Bades kommt es u.a. zu einer
Steigerung der Atemtiefe und Atemfrequenz und zu einer
kurzfristigen vermehrten Freisetzung von roten und
weißen Blutkörperchen aus den Depots.

Während der ersten ein bis zwei Minuten des Bades stie-
gen die Puls- und EKG-Kurven steil an. Danach folgte ein
Abfall in den oberen Normbereich und ein erneutes An-
steigen zu Beginn der Gymnastik. Die Ausgangswerte wurden nach etwa 15 Minuten wieder erreicht.

Veränderungen der Atemkapazität, der Körpertemperatur, des Blutdruckverhaltens und die Auswirkungen auf
das vegetative Nervensystem wurden ebenfalls festgestellt. Durch die individuelle Steigerung der Intensität des
Sitzreibebades während der Kur hat es einen eindeutigen
Effekt auf das Herz-Kreislaufsystem und die Gefäße. Die Vitalität und die körperlichen Abwehrkräfte werden gesteigert.

Eine wissenschaftliche Studie an 128 Patienten stellte fest,
daß die Felke-Kur die Blutparameter Cholesterin und
Harnsäure sowie erhöhte Leberenzyme positiv beeinflußt.
Bluthochdruck kommt schnell in den Normbereich. Die
Leistungsfähigkeit, Ausdauer und das Allgemeinbefinden
verbessern sich deutlich.

*Rote und weiße Blut-
körperchen werden
vermehrt freigesetzt*

Erste Resultate einer kürzlich durchgeführten Untersu-
chung weisen darauf hin, daß es bereits bei einer 10–14-

113

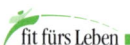
tägigen Felke-Kur zu deutlichen Verbesserungen der Immunparameter kommt.

Vitalität ist meßbar

Der Begriff Vitalität umfaßt im allgemeinen die körperliche, geistige, emotionale und soziale Leistungs- und Anpassungsfähigkeit eines Menschen. Diese ganzheitliche Bewertung des augenblicklichen Funktionszustandes erfolgt z.B. im Felke-Kurhaus Menschel mit Hilfe eines Vitalitäts-Checks. Mit Hilfe dieses ganzheitlichen Vitalitäts-Checks ist es möglich, körperliche Stärken und Schwächen sowie Risiko- und Streßfaktoren des Patienten zu erkennen und durch individuelle Empfehlungen und Maßnahmen abzubauen. Durch Kontrolluntersuchungen können mit Hilfe des Vitalitäts-Checks nach drei bis vier Wochen Felke-Kur deutliche Verbesserung der Befindlichkeit und der körperlichen Leistungsfähigkeit festgestellt werden.

Gesundheit wird jeden Tag neu erworben und erhalten

Während früher Kraft und Vitalität immer nur in Abhängigkeit zum Lebensalter gesehen wurden, weiß man heute, daß die Befindlichkeit auch wesentlich durch Verhalten und Lebensstil geprägt wird. Die Leistungskurve erreicht mit 30 bis 35 Jahren ihren Höhepunkt. Die körperlichen und geistigen Anpassungsmechanismen nehmen in der zweiten Lebenshälfte ab. Da aber Gesundheit ein Gut ist, das jeden Tag neu erworben und erhalten werden will, kann jeder durch seinen Lebensstil weitgehend selbst bestimmen, in welchem Maße die Leistungsfähigkeit absinkt. Dies erklärt, warum sich unabhängig vom kalendarischen Alter viele 70jährigen jung und aktiv und mancher 50jährige bereits uralt fühlt.

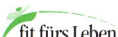
Pioniere der Naturheilkunde

Der schwedische Ernährungsforscher *Ragnar Berg* leitete Jahrzehnte lang die ernährungsphysiologische Abteilung im biologischen Sanatorium »Weißer Hirsch« und ab 1934 die ernährungphysiologische Abteilung eines Krankenhauses in Dresden. Er empfahl, bei der Ernährung auf Basenüberschuß zu achten. Kartoffeln, Gemüse, Früchte und etwa ein Viertel Liter Milch betrachtete er als wesentliche Bestandteile des täglichen Speisezettels. Darüber hinaus erforschte er auch die vielfältige Wirkungsweise der Vitamine.

Ragnar Berg
(1873–1956)

Der Schweizer Arzt *Bircher-Benner* aus Aarau wurde durch sein 1879 auf dem Zürichberg in der Schweiz gegründetes physikalisch-diätetisches Privatsanatorium bekannt. Er war von der wissenschaftlichen Medizin und ihrer symptomatischen Behandlung enttäuscht. Aufgrund einiger Beschwerden, die durch Physiotherapie und kneippsche Anwendungen geheilt wurden, wandte er sich der Früchte- und Rohkost zu. Heute ist sein Name vielen Menschen bekannt, die das von ihm benannte Bircher-Müsli als Frühstück schätzen.
Bircher-Benner empfahl vegetarische Kost, vor allem frische Lebensmittel, vitaminreiches Obst und Gemüse, aber auch Milch. Er prägte Begriffe wie »lebendige Nahrung« und den »Lichtwert« von Pflanzen, worunter er die Sonnenenergie verstand, die eine Pflanze zum Wachstum benötigt. *Bircher-Benner* lehrte, daß die Sonnenenergie über die Pflanze in Lebensenergie umgewandelt wird.

Maximilian Oskar
Bircher-Benner
(1867–1939)

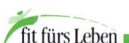
Otto Buchinger (1878–1966)	*Dr. Otto Buchinger* sen. litt nach einer Blutvergiftung 1917 unter massiven Gelenkbeschwerden und wurde als Invalide aus der Armee entlassen. Durch zwei Fastenkuren konnte er vollständig genesen und erforschte in der Folgezeit die Methode des Heilfastens. Unter seiner Leitung entstanden die Fastensanatorien in Bad Pyrmont und später in Überlingen am Bodensee. Die von *Buchinger* entwickelte Methode des Saftfastens wird auch heute noch mit Erfolg angewandt.
Johann Siegmund Hahn (1696–1773)	Wie sein Vater *Siegmund Hahn* praktizierte *Johann Siegmund Hahn* als Arzt in Schweidnitz/Schlesien und führte dort mit guten Erfolgen Kaltwasser-Anwendungen durch.
Theodor Hahn (1824–1883)	Auch der Apotheker *Theodor Hahn* empfahl eine naturgemäße Lebensweise. Vegetarische Ernährung und Wasserkuren bildeten dabei wesentliche Komponenten seiner Therapie. Er praktizierte in Schwerin und St. Gallen in der Schweiz, wo er gutgehende und international bekannte Wasserheil- und Naturheilhäuser führte. Er hatte von *J. H. Rauße* die Grundlagen seiner erfolgreichen Therapie erlernt.
Hippokrates (460–377 v. Chr.)	Er gilt als der eigentliche Begründer der wissenschaftlichen Medizin und war der berühmteste Vertreter der Ärzteschule von Kos. Nicht Priester und Zaubermittel heilen, sondern die Natur gilt bei ihm als der beste Arzt. Der Körper wird als harmonische Einheit gesehen. *Hippokrates* lehrte, daß die körperliche und seelische Beschaffenheit eines Individuums in seinen Säften liegt, die durch bestimmte Säftemischungen gekennzeichnet sind. Auch die Naturkräfte wie Klima, Jahreszeiten, die Bewegung, die Ernährung und verschiedene Ausleitungsverfahren waren wichtige Bestandteile seiner Medizin.

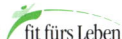

Der Buchhändler *Adolf Just* wurde um die Jahrhundertwende durch die Gründung einer neuartigen Naturheilanstalt bekannt, die er »Jungborn« nannte. Kennzeichen dieser Anlage waren einfache Luft-Hütten nach dem Vorbild *Arnold Riklis,* durch die frische Luft ungehindert hindurchwehen konnte, und die Anwendung von trockenen Erdbädern. Die streng vegetarische Kost bestand aus frischem Obst, Nüssen, Rüben, Milch und Getreideprodukten. Später kam der Vertrieb von Heilerde hinzu.

Adolf Just (1859–1936)

Der katholische Pfarrer *Sebastian Kneipp* beschränkte sein Wirken nicht auf die Seelsorge, sondern erteilte auch Ratschläge zur Wiederherstellung der Gesundheit mittels Wasserkuren. Eigene Erkrankungen hatten ihn 1848 dazu gebracht, ein Naturheilsystem aus den Elementen Wasser, Heilpflanzen, Therapie, Bewegung, Ernährung und Ordnung zu entwickeln. Im Kloster Wörishofen hatte er Gelegenheit, die Wirkungen von Kälte- und Wechselreizen zu erproben. Aufgrund seiner guten Heilerfolge kamen die Patienten in Scharen zu ihm. In seinem Buch »Meine Wasserkur« berichtete er 1886 von den unterschiedlichen Anwendungen, Bädern, Güssen und dem Wassertreten. In weiteren von ihm verfaßten Werken empfiehlt er eine naturgemäße Lebensweise. Seine Heilmethoden wurden weit über die Grenzen Deutschlands hinaus bekannt.

Sebastian Kneipp (1821–1897)

Der Ernährungsforscher und Bakteriologe *Werner Kollath* forschte und lehrte an den Universitäten Breslau, Rostock und Freiburg. Durch zahlreiche Veröffentlichungen im Gesundheitsbereich wurde er nach dem zweiten Weltkrieg bekannt. Sein Name steht heute in Verbindung mit dem Frischkornbrei und dem von ihm entwickelten Kollath-Frühstück. Unter Vollwertnahrung verstand er natur-

Werner Kollath (1892–1970)

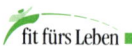
Werner Kollath (1892–1970)	belassene Nahrung, wie z.B. den Brei aus frischgeschrotetem Korn.
Louis Kuhne (1835–1901)	*Kuhne,* der in Leipzig praktizierte und 1883 eine Heilanstalt eröffnete, empfahl vegetarische Kost, Dampfbäder, Erdumschläge, Sonnenbäder und das Reibesitzbad, das *Felke* von ihm in etwas abgewandelter Form übernommen hat.
Vinzenz Prießnitz (1799–1851)	Der Landwirt *Prießnitz,* der in Böhmen lebte, erkannte schon in jungen Jahren die heilende Kraft des Wassers. Außer mit den nach ihm benannten feuchtkalten Wickeln therapierte *Prießnitz* auch mit Luft- und Sonnenbädern sowie mit Freiluftliegekuren. Die von ihm gegründete Heilanstalt wurde von Tausenden von Kurgästen besucht. Auch zahlreiche Ärzte waren bereit, von seinen Heilmethoden zu lernen.
J. H. Rauße (1805–1848)	Nach seinem Studium der Theologie und dem Besuch der Forstakademie bereiste *J. H. Rauße* Nordamerika, wo er sich eine ernste Krankheit zuzog. Eine Kur bei *Prießnitz* veranlaßte ihn, sich der Wasserheilkunde zuzuwenden.
Arnold Rikli (1823–1906)	Der Schweizer Färbereibesitzer und Naturheilkundige *Arnold Rikli* gründete 1855 in Veldes in der Oberkrain und später in Triest Naturheilstätten. Das Sonnenlicht war für *Rikli* der wichtigste elementare Reiz. Die Abhärtung des Körpers durch Regen, der unbekleidete Aufenthalt im Freien, Luft sowie Sonnenbäder waren die Kernpunkte seiner Therapie, die durch Gymnastik, Wanderungen, eine vegetarische Kost und Übernachtungen in sogenannten Luft-Hütten unterstützt wurden.

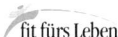

Literaturverzeichnis

Felke-Therapie:

Brück, D., »Die Sobernheimer Felke-Kur«, Bad Sobernheim 1952

Dhonau, H. et al., »Die Felke-Kur«, Verlag Dr. Waldemar Kramer

Jung, Hermann, »Heilerde«, Hippokrates Verlag 1957

Kramer, Waldemar, »Lehmpastor Felke« Verlag Dr. Waldemar Kramer

Nöcker, Rose-Marie, »Heilerde. Gesund werden aus der Kraft der Natur«, Heyne Verlag

Schulz, W., »Die Felke-Kur«, S+M Verlag

Westphal, Jürgen, »Die Felke-Kur«, in: Erfahrungsheilkunde 9/1996

Ernährung:

Biesalski, Hans-Konrad (Hg.), »Ernährungsmedizin«, Georg Thieme Verlag

Bragg, Dr. Paul C. und Dr. Patricia, »Ernährung ohne Schadstoffe«, Waldthausen Verlag

Bruker, M. O., »Unsere Nahrung – unser Schicksal«, emu Verlag

Diamond, Marilyn und Harvey, »Fit für's Leben. Teil 1 und 2«, Waldthausen Verlag

Diamond, Marilyn, »Neue Eßkultur mit SonnenKost«, Waldthausen Verlag

Ehret, Prof. Arnold, »Die schleimfreie Heilkost«, Waldthausen Verlag

Langer, Manfred G., »Gesund werden – gesund bleiben mit SonnenKost«, Waldthausen Verlag

Menschel, Alfons, »Ein gesunder Tagesablauf in der Felke'schen Lebensweise«, Verlag Dr. Waldemar Kramer

Moran, Victoria, »Streicheleinheit Essen. Das Verwöhnbuch für Frauen«, Fit fürs Leben Verlag

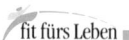
Murray, Dr. Michael T., »Das neue Saftbuch. Ihr Leitfaden um gesund zu leben«, Waldthausen Verlag

Spiller, Wolfgang, »Macht Kuhmilch krank?«, Waldthausen Verlag

Ulmer, Günter Albert, »Gesund und Schön durch Heilerde«, Günter Albert Ulmer Verlag

Walker, Norman W., »Frische Frucht- und Gemüsesäfte«, Waldthausen Verlag

Walker, Norman W., »Täglich frische Salate erhalten Ihre Gesundheit«, Waldthausen Verlag

Fasten:

Bragg, Dr. Paul C. und Dr. Patricia, »Wunder des Fastens. Fitness und Jugend durch individuell richtiges Fasten«, Fit fürs Leben Verlag

Buchinger, O. jun., »Heilfastenkur«, Bruno Wilhelms Verlag

Buchinger, O. sen., »Das Heilfasten«, Hippokrates Verlag

Ehret, Prof. Arnold, »Vom kranken zum gesunden Menschen durch Fasten«, Waldthausen Verlag

Lützner, Hellmut, »Richtig essen nach dem Fasten«, Gräfe und Unzer Verlag

Lützner, Hellmut, »Wie neugeboren durch Fasten«, Gräfe und Unzer Verlag

Shelton, Dr. Herbert M., »Fasten kann Ihr Leben retten«, Waldthausen Verlag

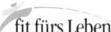
Gesunderhaltung:

Anderson, Dr. Henry L. N., »Ihre Gesundheit liegt in Ihrer Hand«, Waldthausen Verlag

Besson, Philippe-Gaston, »Dynamisch leben durch Säuren-Basen-Gleichgewicht«, Waldthausen Verlag

Comby, Bruno, »Stärken Sie Ihr Immunsystem«, Waldthausen Verlag

Hoffmann, Klaus, »Rette dein Immunsystem«, Vier Flamingos Verlag

Mittag, Oskar, »Mach' ich mich krank? Lebensstil und Gesundheit«, Verlag H. Huber

Orth, Dr. Gerhard, »Unheilbare Krankheiten im Spannungsfeld zwischen Schulmedizin und Naturheilkunde«, Waldthausen Verlag

Tilden, Dr. John H., »Mit Toxämie fangen alle Krankheiten an«, Waldthausen Verlag

Zillo, A., H. Greising, »Neue Hoffnung: Zilgrei«, Mosaik Verlag

Zillo, A., H. Greising, »Zilgrei gegen Rückenschmerzen«, Mosaik Verlag

Darmregeneration:

Colllier, Renate, »Wie neugeboren durch Darmreinigung«, Gräfe und Unzer Verlag

Eschmann, Nicole, Dr. Devanando O. Weise, »Sanfte Darmreinigung zu Hause. Mit Ayurveda zu neuem Wohlbefinden«, Fit fürs Leben Verlag

Rauch, E., »Die Darmreinigung nach F. X. Mayr«, Haug Verlag

Schultz-Wittner, Dr. Thomas (Hg.), »Das Buch der ganzheitlichen Darmsanierung. Gesund durch Colon-Hydro-Therapie«, Fit fürs Leben Verlag

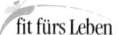

Spiller, Wolfgang, »Dein Darm – Wurzel der Lebenskraft«,
Waldthausen Verlag

Ullrich, Manfred A., »Colon-Hydro-Therapie. Chronische
Krankheiten durch Darmsanierung heilen«,
Dr. Werner Jopp Verlag

Walker, Norman W., »Darmgesundheit ohne Verstopfung«, Waldthausen Verlag

Konstitutionsmedizin:

Abele, Ulrich, Erich W. Stiefvater, »Aschner-Fibel«,
Karl F. Haug Verlag

Aschner, B., »Lehrbuch der Konstitutionstherapie«,
Hippokrates Verlag

Herget, H. F., »Lehrbuch der Konstitutionsmedizin –
Grundlagen, Theorie und Praxis«

Orth, Dr. Gerhard, »Lebenssaft reines Blut. Vorbeugung
von Übersäuerung und Verpilzung«, Fit fürs Leben
Verlag

Hydrotherapie/Klimatherapie:

Amelung, Evers, »Handbuch der Bäder- und Klimaheil-
kunde«, Schattauer Verlag

Hildebrandt, Gunther (Hg.), »Physikalische Medizin
Band 1«

Kneipp, Sebastian, »Meine Wasserkur«, Knaur Verlag

Krauß, Herbert, »Hydrotherapie«

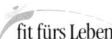
Über den Autor

Jürgen Westphal ist Facharzt für Allgemeinmedizin, Homöopathie und Naturheilverfahren und seit mehr als 20 Jahren im Bereich der ganzheitlichen Medizin tätig. Der erfahrene Fastenarzt und Ernährungsmediziner arbeitet seit vielen Jahren erfolgreich mit der Felke-Therapie und ist heute als Naturheilarzt in Bad Kreuznach im Nahetal niedergelassen.

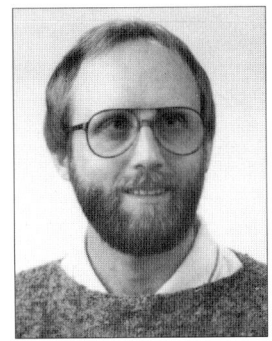

Jürgen Westphal

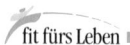

Kontaktadressen

Prospektmaterial und nähere
Informationen über Felke-Kuren
erhalten Sie vom:

Fit fürs Leben-Service
Stendorfer Straße 3
27721 Ritterhude

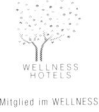

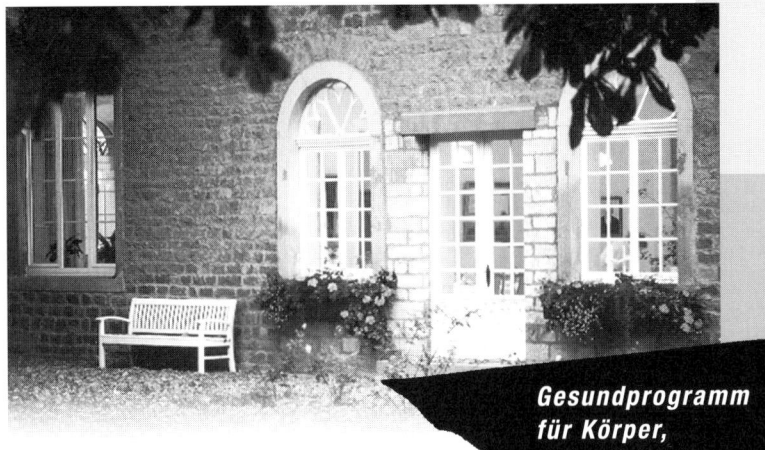

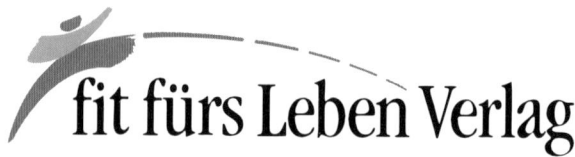

fit fürs Leben Verlag

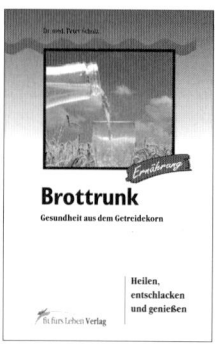

Brottrunk
Gesundheit aus dem Getreidekorn

Heilen, entschlacken und genießen

fit fürs Leben Verlag

Trinken, essen, baden, einreiben – Brottrunk ist ein einmaliges Universalmittel für Gesundheit und Wohlbefinden

128 Seiten, kt.
ISBN 3-89526-024-X

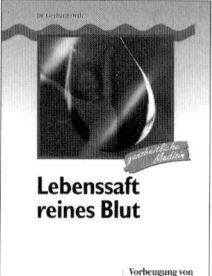

Lebenssaft reines Blut

Vorbeugung von Übersäuerung und Verpilzung

fit fürs Leben Verlag

Blut ist der Lebenssaft unseres Körpers. *Dr. Orth* schildert die vielfältigen Aufgaben des Blutes und die negative Wirkung von verpilztem und übersäuertem Blut

128 Seiten, kt.
ISBN 3-89526-021-5

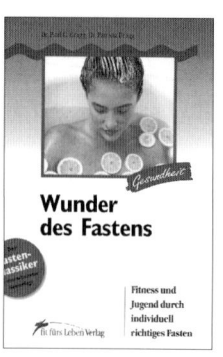

Wunder des Fastens

Fitness und Jugend durch individuell richtiges Fasten

fit fürs Leben Verlag

Das ganzheitliche Fasten-Programm von *Paul* und *Patricia Bragg* befaßt sich mit dem ganzen Menschen – der Seele, dem Geist und dem Körper. Der Fasten-Klassiker in überarbeiteter Neuauflage!

176 Seiten, kt.
ISBN 3-89526-022-3

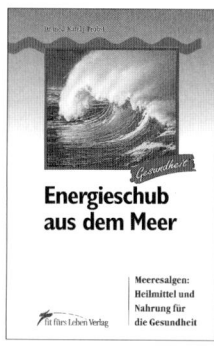

Energieschub aus dem Meer

Meeresalgen: Heilmittel und Nahrung für die Gesundheit

fit fürs Leben Verlag

Dr. Karel Probst schildert eindrucksvoll, was Meeresalgen für unsere Gesundheit leisten können und wie diese Urkraft in unserem Organismus wirkt

128 Seiten, kt.
ISBN 3-89526-015-0

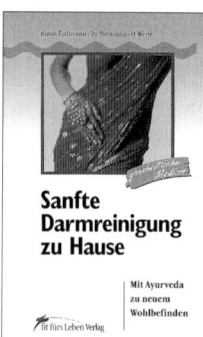

Sanfte Darmreinigung zu Hause

Mit Ayurveda zu neuem Wohlbefinden

fit fürs Leben Verlag

Die alte indische Lehre des Ayurveda bietet eine sanfte und natürliche Methode der Darmreinigung, die problemlos zu Hause durchgeführt werden kann

128 Seiten, kt.
ISBN 3-89526-012-6

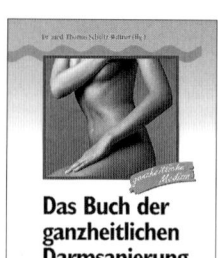

Das Buch der ganzheitlichen Darmsanierung

Gesund durch Colon-Hydro-Therapie

fit fürs Leben Verlag

Die ganzheitliche Darmsanierung durch die Colon-Hydro-Therapie zählt zu den wirkungsvollsten Methoden der Gesundheitsvorsorge

128 Seiten, kt.
ISBN 3-89526-016-9

Erhältlich in jeder Buchhandlung. Fordern Sie unser Gesamtverzeichnis an:
Stendorfer Straße 3 · 27721 Ritterhude · Tel. 04292 - 816344 · Fax 04292 - 816329

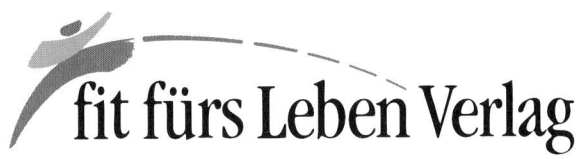

fit fürs Leben Verlag

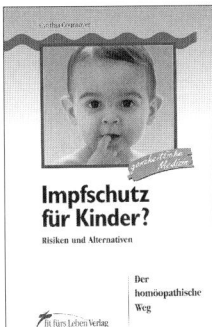
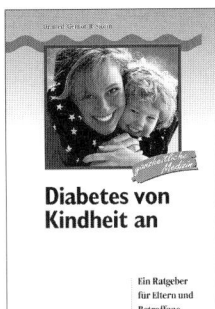
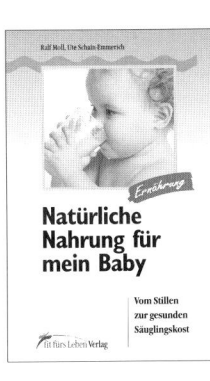
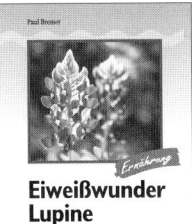
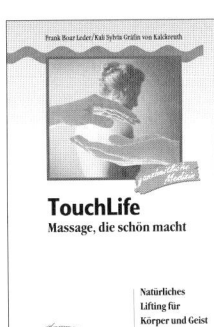
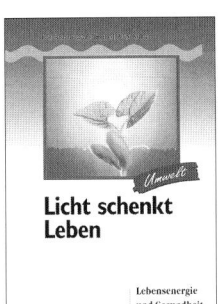

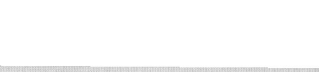

fit fürs Leben

Gesundheit unter einem D...

*Fit fürs Leben hat es sich
zur Aufgabe gemacht, eine
natürliche Lebensweise
zu fördern:
Wir zeigen Ihnen Wege auf,
wie Sie Ihre natürlichen
Ressourcen reaktivieren
und eigenverantwortlich
mit Ihrer Gesundheit um-
gehen können und stehen
Ihnen bei Bedarf mit gutem
Rat zur Seite.*

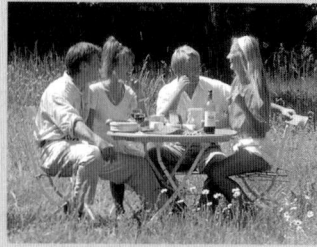

Fit fürs Leben-Infodienst
Stendorfer Straße 3
27721 Ritterhude
Telefon 0 42 92 - 81 63 10
Fax 0 42 92 - 81 63 29

Seeschlößchen Dreibergen
Deutschlands erstes »Fit fürs Leben-Hotel« liegt
an der Sonnenseite des Zwischenahner Meeres.

Fit fürs Leben- und Waldthausen Verlag
Veröffentlichen Bücher zu wichtigen Gesundheits-
themen wie bewußte Ernährung, natürliche Lebensweise, reines Wasser und alternative Medizin.

Bionika Versand
Vielseitiges Sortiment mit praktischen und gesunden Dingen, die für eine vitale Lebensweise
im Einklang mit der Natur wichtig sind und das
Leben lebenswert machen.

Magazin Fit fürs Leben & natur
Bietet den Lesern jeden Monat aktuelle Tips,
Berichte und Reportagen rund um eine natürliche
Lebensweise und allgemeine Umweltfragen.

Fit fürs Leben-Kolleg
Das »Fit fürs Leben-Kolleg« bietet allen Interes-
sentInnen eine umfangreiche Auswahl an Aus-
bildungen, Fernlehrgängen, Seminaren und
Vorträgen zum Thema »Ganzheitliche Gesundheit« an.